내시경 간호업무표준

국립암센터 내시경실

국립암센터
NATIONAL CANCER CENTER

저자

대표저자 이 란: 국립암센터
저 자 유 진: 국립암센터
연정화: 국립암센터
김혜미: 국립암센터
정혜미: 국립암센터
백서은: 국립암센터
정유진: 국립암센터
김설혜: 국립암센터
하영인: 국립암센터
김문정: 국립암센터
소명혜: 국립암센터
김민정: 국립암센터

감수자

김찬규: 위소화기내과, 내시경실장
이종열: 위소화기내과, 위암센터
손대경: 대장소화기외과, 대장암센터
김병창: 대장소화기내과, 대장암센터
이우진: 간소화기내과, 간암센터
우상명: 간소화기내과, 간암센터

발간의 글

우리나라의 소화기암의 유병률은 전체 암 중 위암 16.8%, 대장암 14.0%로 집계되고 있는데 이러한 우리나라의 위암 발생률은 OECD 국가 중 1위에 해당하는 수치입니다. WHO 산하 국제암연구소(IACR)의 자료 분석 결과 대장암 발생률도 아시아 1위로 발표되었습니다. 이에 따라 내시경 검사 빈도는 계속해서 증가하고 있고 내시경 시술의 발전 또한 괄목할 만하게 성장하는 추세입니다.

소화기 관련 암질환은 적극적인 예방과 조기검진을 통해서 충분히 극복 가능한 질병이며 특히 조기에 진단되는 경우에는 내시경적 시술을 통한 절제로 치료될 수 있어 환자의 삶의 질 유지에 이바지하고 있습니다. 이는 소화기 진문의와 함께 숙련된 내시경실 간호사의 협업을 통해 이루어지고 있으며 내시경실 간호사는 암 질환을 포함한 소화기 질환 진단 및 치료에 관련하여 책임감과 사명감을 가지고 내시경 간호의 질 향상을 위해 노력해야 합니다.

이 책은 내시경실에서 근무하는 간호사라면 누구나 같은 절차로 효율적으로 업무를 수행할 수 있도록 검사 및 시술을 위한 내시경 간호의 전반을 이해하기 쉽게 설명하였습니다. 또한, 실제로 내시경 간호의 표준화된 지침을 실무에서 적용할 수 있도록 하였습니다. 이는 내시경 간호의 발전, 내시경 간호의 전문화, 나아가 국민 건강 증진에 이바지할 것으로 생각됩니다.

본 책이 국민의 건강을 위해 양질의 간호를 제공하는 내시경실 간호사들에게 큰 도움이 되기를 바랍니다.

국립암센터 원장 **이강현**

편집의 글

소화기 질환의 증가와 조기 암 검진 사업 등으로 내시경 시술이 날로 증가하고, 의료 서비스에 대한 기대가 높아지면서, 국립암센터 내시경실 의료진은 내시경 시술 및 내시경 간호의 질이 향상될 수 있도록 많은 노력을 해왔습니다. 국립암센터에서 발행하는 「내시경 간호 업무 표준」은 내시경 시술 및 간호의 질을 향상시키기 위한 노력의 결실입니다.

내시경 간호는 내시경을 시행하는 병원의 여건과 상황에 따라 조금씩 다를 수 있지만 큰 틀은 같을 것이라고 생각합니다. 이 책은 내시경실에 이미 근무하는 간호사들뿐만 아니라 내시경 간호를 배우고자 하는 신입 간호사들도 쉽게 이해할 수 있도록 설명하고 있는 것이 특징입니다.

하나하나의 지식이 모여 한 권의 책으로 발행되기까지 격려하고 도움을 주신 원장님과 바쁜 내시경실 업무 중에도 집필에 열정을 다하신 여러분께 감사 드립니다.

국립암센터 내시경실장 **김찬규**

차례

Ⅱ. 담도

Ⅲ. 하부

I 상부

1 위 내시경

EGD : Esophagogastroduodenoscopy

검사 전

순서	내 용	행위 체크
1	내시경 본체에 내시경을 연결한 후 영상 상태, 송기 · 송수 · 흡인 작동상태를 점검한다. ① **점검사항** : 화이트밸런스, 겸자마개, 흡인 버튼, 송기 · 송수 버튼 장착 여부, 흡인 라인 연결, 의료영상 저장 전송 시스템(PACS) 연결 ② **준비물품** : 검사용 베개, 방수포, 곡반, 마우스피스, 리도카인 스프레이, 거즈, 기포제거제, 증류수, 50mL syringe, 효소거즈, 0.7% 효소세정액	
2	베개 위에 방수포를 펼친 뒤 방수포 밑에 곡반을 받쳐 대상자의 분비물이 다른 곳으로 흐르지 않도록 한다.	
3	동의서를 확인한다(동의서 : 대상자 정보 · 검사명 · 대상자 서명).	
4	내시경 본체의 모니터 · PACS PC에 대상자의 정보를 입력 한 후 내시경 영상 확인을 위한 테스트 촬영을 한다.	
5	객관적 자료(동의서)를 이용하여 대상자를 확인(개방형 질문)한 후 대기실에서 검사실로 이동시킨다.	

6 검사실에서 검사의와 간호사는 개방형 질문을 하여 대상자를 확인한다.	
7 대상자가 침대에 앉은 상태에서 리도카인 스프레이로 목 마취를 시행한다.	
8 대상자를 좌측위로 눕힌다. 마우스피스를 입에 물게 한 뒤 밴드를 이용하여 고정시킨다.	
9 산소포화도 감시장치를 연결한 후 검사의의 지시에 따라 비강 캐뉼라를 이용하여 산소를 공급한다.	
10 진정내시경 시 검사의에게 대상자의 성별 · 나이 · 체중을 알린 후 진정제(Midazolam) 용량을 처방받아 투약한다.	

검사 중

순서	내 용	행위 체크
1	진정내시경 시 검사의는 대상자의 진정 여부를 확인한 후 내시경을 삽입한다.	
2	간호사와 검사의는 대상자의 산소포화도를 지속적으로 모니터링 한다.	
3	간호사는 내시경 영상의 PACS 전송 여부를 확인한다.	
4	간호사는 조직검사가 필요한 경우 조직검사 준비 세트(조직 고정판, needle, 포르말린)를 준비한다. **조직검사 순서** ① 검사의는 생검용 겸자를 겸자구에 삽입한다. ② 간호사는 병변의 조직 채취 후 조직 고정판에 놓고 조직의 크기와 개수를 확인한다. ③ 간호사는 대상자를 확인하고, 포르말린 통에 대상자의 정보 라벨을 부착한 후 조직을 담는다.	
5	검사가 끝나면 검사의는 내시경을 제거한다.	

검사 후

순서	내 용	행위 체크
1	사용한 내시경은 bed side 세정을 시행한 후 마른 거즈를 대고 본체에서 분리하여 뚜껑이 있는 오염 전용 이송바구니에 담는다.	
2	마우스피스를 제거한 후 분비물을 닦아준다. 낙상 예방을 위하여 난간이 올려져 있는지 확인한다.	
3	처방 및 처치를 확인한다.	
4	진정내시경일 경우 산소포화도를 지속적으로 모니터링하며 회복실로 이송 후 회복실 담당자에게 환자 상태를 인계한다.	
5	**검사 후 교육** : 「검사 후 안내지」를 이용하여 주의사항을 교육한다. **검사 후 안내지 내용** : 검사 후 나타날 수 있는 증상 및 주의사항, 조직검사 후 주의사항(예시 : 진정내시경 관련, 조직검사 후 출혈, 복부 통증, 식이 등)	

2 상부위장관 점막하 박리술

ESD : Endoscopic Submucosal Dissection

시술 전

순서	내　용	행위 체크
1	내시경 본체에 내시경을 연결한 후 영상 상태, 송기 · 송수 · 흡인 작동 상태를 점검한다. ① **점검사항** : 화이트밸런스, 겸자마개, 흡인 버튼, 송기 · 송수 버튼 장착 여부, 흡인 라인 연결, 의료영상 저장 전송 시스템(PACS) 연결 ② **준비물품** : 검사용 베개, 방수포, 곡반, 마우스피스, 리도카인 스프레이, 거즈, 기포제거제, 증류수, 50mL syringe, 효소거즈, 0.7% 효소세정액 ③ **시술물품** : 고주파 전기수술기기(예. ERBE), 접지용 patient-plate, 고주파 나이프, APC probe(straight type), distal attachment, 반창고, 조직구축물품(구축판, 핀, 자), 포르말린, injector, 지혈겸자(coa-grasper), 진정제, 진통제, 진경제, 병변 확인용 용액(예시 20mL syringe-15mL0.9% 생리식염수+Indigocarmine 1amp), Hypertonic saline 용액, 탄산가스 송기 기기 및 탄산가스 준비물품(탄산가스 전용 송기 · 송수 버튼 및 water container, oil spray, 탄산가스 라인 필요) ※ Hypertonic saline 용액(예시) a. Epinephrine 1amp + N/S 100mL + Carmine 0.5mL 혼합 b. Cerol 500mL + Epinephrine 5amp + Carmine 0.5mL 혼합 c. Hyaluronic acid 10mL + Carmine 0.1mL 혼합	
2	베개 위에 방수포를 펼친 뒤 방수포 밑에 곡반을 받쳐 대상자의 분비물이 다른 곳으로 흐르지 않도록 한다.	

3	동의서를 확인한다(동의서 : 대상자 정보 · 시술명 · 대상자 서명).	
4	내시경 본체의 모니터 · PACS PC에 대상자의 정보를 입력 한 후 내시경 영상 확인을 위하여 테스트 촬영을 한다.	
5	객관적 자료(동의서)를 이용하여 대상자를 확인(개방형 질문)한 후 대기실에서 검사실로 이동시킨다.	
6	검사실에서 시술의와 간호사는 개방형 질문을 하여 대상자를 확인한다.	
7	대상자가 침대에 앉은 상태에서 리도카인 스프레이로 목 마취를 시행한다.	
8	대상자를 좌측위로 눕힌다. 마우스피스를 입에 물게 한 뒤 밴드를 이용하여 고정시킨다.	
9	산소포화도 감시 장치를 연결한 후 시술의의 지시에 따라 비강 캐뉼라를 이용하여 산소를 공급한다.	

10 고주파 전기수술기기를 모드에 맞게 준비하고, 대상자의 다리에 접지용 patient-plate를 부착한다.

Pre cut mode(ERBE VIO300D) 예시

mode	ENDO CUT Q	mode	soft coag
effect	2	effect	7
cut duration	2	max. watts	80
cut interval	2		

Dissection mode(ERBE VIO300D 예시)

mode	ENDO CUT Q	mode	swift coag
effect	3	effect	4
cut duration	2	max. watts	40
cut interval	4		

11 시술의에게 대상자의 성별 · 나이 · 체중을 알린 후 진정제(Midazolam), 진경제(Hyspan), 진통제(Demerol) 용량을 처방받아 투약한다.

시술 중

순서	내 용	행위 체크
1	시술의는 대상자의 진정 여부를 확인한 후 내시경을 삽입한다.	
2	간호사와 시술의는 대상자의 산소포화도를 지속적으로 모니터링 하며, 간호사는 1시간마다 활력 징후를 측정하여 기록한다.	
3	간호사는 내시경 영상의 PACS 전송 여부를 확인한다.	
4	시술 과정은 injection → puncture → pre-cut → dissection 순으로 진행된다. ① 시술의는 병변에 병변 확인용 용액을 도포한 후 APC probe로 시술 부위를 표시한다. ② 간호사는 내시경을 대상자의 몸에서 제거하여 distal attachment를 고정한다. ③ 간호사는 hypertonic saline 용액으로 injector를 관류시킨다. ④ 시술의는 injector를 내시경의 겸자구를 통해 삽입하고, 병변의 점막 하에 injector needle을 찌른다. ⑤ 간호사는 injector를 통해 hypertonic saline을 주입한다. ⑥ 시술의는 고주파 나이프를 삽입하여 puncture한다. ⑦ 시술의가 injector를 내시경의 겸자구를 통해 삽입하고 needle을 점막 하에 위치시킨 후 간호사는 hypertonic saline을 주입한다.	

⑧ 시술의는 고주파 나이프를 삽입하고 pre-cutting을 한다.

⑨ 시술의가 injector를 내시경의 겸자구를 통해 삽입하고 needle을 점막하에 위치시킨 후 간호사는 Hypertonic saline을 주입한다.

⑩ 시술의는 고주파 나이프를 이용하여 dissection을 한다.

– 병변 완전 절제 전까지 ④~⑩번을 반복한다.

⑪ 병변 절제 후 시술의는 조직을 회수한다.

⑫ 시술의는 지혈겸자로 지혈을 시행한다.

5 시술이 끝나면 시술의는 내시경을 제거한다.

6 **조직구축방법**

① 간호사는 회수된 조직을 구축한다.

② 0.9% 생리식염수로 점막 표면에 붙은 분비물을 조직이 손상되지 않도록 닦아낸다.

③ 회수된 조직을 조직구축판 위에 올려놓는다.

④ APC probe로 표시한 시술 부위가 다 절제 되었는지 확인한다.

⑤ 병변을 중심으로 하여 가장자리 부위가 안으로 말리지 않게 핀으로 고정한다.

⑥ 내시경 상의 육안으로 보이던 병변과 회수된 조직의 모양이 일치하게 조직을 구축한다.

⑦ 간호사와 시술의는 구축된 조직을 PACS 영상으로 남긴다.

⑧ 간호사는 구축한 조직이 포르말린에 잠기도록 뒤집어서 통에 넣는다.

시술 후

순서	내 용	행위 체크
1	사용한 내시경은 bed side 세정을 시행한 후 마른 거즈를 대고 본체에서 분리하여 뚜껑이 있는 오염 전용 이송바구니에 담는다.	
2	마우스피스를 제거한 후 분비물을 닦아준다. 낙상 예방을 위하여 난간이 올려져 있는지 확인한다.	
4	대상자의 다리에 부착된 접지용 patient-plate를 제거한다.	
5	처방 및 처치를 확인한다.	
5	산소포화도를 지속적으로 모니터링하며 회복실로 이송 후 회복실 담당자에게 환자 상태를 인계한다.	

3 위장출혈 지혈술
Endoscopic Hemostasis

시술 전

순서	내 용	행위 체크
1	내시경 본체에 내시경을 연결한 후 영상 상태, 송기 · 송수 · 흡인 작동 상태를 점검한다. ① **점검사항** : 화이트 밸런스, 겸자마개, 흡인 버튼, 송기 · 송수 버튼 장착 여부, 흡인 라인 연결, 의료영상 저장 전송 시스템(PACS) 연결 ② **준비물품** : 검사용 베개, 방수포, 곡반, 마우스피스, 리도카인 스프레이, 거즈, 기포제거제, 증류수, 50mL syringe, 효소거즈, 0.7% 효소세정액 ③ **시술물품** : 고주파 전기수술기기(예시 : ERBE), argon probe, 지혈겸자(coagrasper), 접지용 patient-plate, 클립 장치, 클립, injector, Epinephrine, 0.9% 생리식염수, 10mL syringe	
2	베개 위에 방수포를 펼친 뒤 방수포 밑에 곡반을 받쳐 대상자의 분비물이 다른 곳으로 흐르지 않도록 한다.	
3	동의서를 확인한다(동의서 : 대상자 정보 · 시술명 · 대상자 서명).	
4	내시경 본체의 모니터 · PACS PC에 대상자의 정보를 입력 한 후, 내시경 영상 확인을 위한 테스트 촬영을 한다.	

5	객관적 자료(동의서)를 이용하여 대상자 확인(개방형 질문)을 한 후 대기실에서 검사실로 이동시킨다.	
6	검사실에서 시술의와 간호사는 개방형 질문을 하여 대상자를 확인한다.	
7	대상자가 침대에 앉은 상태에서 리도카인 스프레이로 목 마취를 시행한다.	
8	대상자를 좌측위로 눕힌다. 마우스피스를 입에 물게 한 뒤 밴드를 이용하여 고정시킨다.	
9	산소포화도 감시장치를 연결한 후 시술의의 지시에 따라 비강캐뉼라를 이용하여 산소를 공급한다.	
10	진정내시경시 대상자의 성별 · 나이 · 체중을 알린 후 시술의에게 진정제(Midazolam), 진경제(Hyspan) 용량을 처방받아 투약한다.	

시술 중

순서	내 용	행위 체크
1	진정내시경 시 시술의는 대상자의 진정 여부를 확인한 후 내시경을 삽입한다.	
2	간호사와 시술의는 대상자의 산소포화도를 지속적으로 모니터링 한다.	
3	간호사는 내시경 영상의 PACS 전송 여부를 확인한다.	
4	출혈 확인 후 시술의가 선택한 지혈 방법에 맞춰 시술을 시행한다.	
	Epinephrine Injection	
1	간호사는 Epinephrine 1amp+0.9% 생리식염수 9cc (1:10,000)를 혼합하여 injector 도관을 채운 후 시술의에게 건넨다.	
2	간호사는 injector가 출혈 부위에 도달하면 시술의의 오더에 따라 Epinephrine 혼합 용액을 주입하며 주입하는 용량을 구두로 알린다.	

3 시술이 끝나면 시술의는 내시경을 제거한다.

클 립

1 간호사는 클립 장치의 핸들을 조작하여 내관에 클립을 장착한 후 시술의에게 건넨다.

2 간호사는 클립 장치가 출혈 부위에 도달하면 내관에 장착된 클립을 열어 외관에 고정한다.

3 간호사는 시술의 지시에 따라 일정한 속도로 핸들을 당겨 클립을 잡는다.

4 간호사는 내시경 밖에서 클립 장치 안의 inner를 제거한다.

5 시술이 끝나면 시술의는 내시경을 제거한다.

지혈겸자(coagrasper)

1 **고주파 전기수술기기 준비**

- 접지용 patient-plate 및 액세서리 코드 연결
- 통전을 위한 발판 준비
- 대상자의 다리에 접지용 patient-plate 부착

ERBE VIO300D 모드 예시

mode	soft coag
effect	7
max watts	80

2 간호사는 고주파 전기수술기기 모드를 확인한다.

3 간호사는 지혈겸자가 닫힌 상태로 시술의에게 건넨다.

4 간호사는 시술의의 지시에 따라 출혈 부위를 잡는다.
(효과적인 지혈을 위해 시술 중간 지혈겸자에 묻은 이물을 제거한다)

5 시술이 끝나면 시술의는 내시경을 제거한다.

6 대상자의 다리에 부착된 접지용 patient-plate를 제거한다.

Argon Plasma Coagulation

1 **고주파 전기수술기기 준비**
- 접지용 patient-plate 및 액세서리 코드 연결
- 통전을 위한 발판 준비
- 대상자의 다리에 접지용 patient-plate 부착

ERBE VIO300D 예시

mode	pulsed APC
flow	2
effect	2
max. watts	40

2 간호사는 고주파 전기수술기기 모드를 확인한다.

3 간호사는 출혈 위치 확인 후 50mL syringe로 air를 분사하여 겸자구의 물기를 제거한다.

4 간호사는 시술의에게 APC probe를 건넨다.

5 시술의는 probe가 출혈 부위에 도달하면 지혈한다. (효과적인 지혈을 위해 시술 중간 argon probe 분사구에 묻은 이물을 제거한다)	
6 시술이 끝나면 시술의는 내시경을 제거한다.	
7 대상자의 다리에 부착된 접지용 patient-plate를 제거한다.	

시술 후

순서	내 용	행위 체크
1	사용한 내시경은 bed side 세정을 시행한 후 마른 거즈를 대고 본체에서 분리하여 오염바구니에 담는다.	
2	마우스피스를 제거한 후 분비물을 닦아준다. 낙상 예방을 위하여 난간이 올려져 있는지 확인한다.	
3	처방 및 처치를 확인한다.	
4	진정내시경일 경우 산소포화도를 지속적으로 모니터링하며 회복실로 이송 후 회복실 담당자에게 환자 상태를 인계한다.	

4

혈관경화요법

Sclerotherapy

시술 전

순서	내 용	행위 체크
1	내시경 본체에 내시경을 연결한 후 영상상태, 송기 · 송수 · 흡인 작동상태를 점검한다. ① **점검사항** : 화이트밸런스, 겸자마개, 흡인버튼, 송기 · 송수 버튼 장착 여부, 흡인 라인 연결, 의료영상 저장 전송 시스템(PACS) 연결 ② **준비물품** : 검사용 베개, 방수포, 곡반, 마우스피스, 리도카인 스프레이, 거즈, 기포제거제, 증류수, 50mL syringe, 효소거즈, 0.7% 효소세정액 ③ **시술물품** : injector, 고글, 멸균가위, 18G needle, Histoacryl, Lipiodol, 3mL syringe, 10mL syringe, 5%DW 100mL ④ **약물준비** : - 3mL syringe : Lipiodol 1mL씩 준비(Lipiodol은 점성이 있는 약물이므로 18G needle로 교체하여 잰다.) - 10mL syringe : 5%DW 10mL씩 준비	
2	베개 위에 방수포를 펼친 뒤 방수포 밑에 곡반을 받쳐 대상자의 분비물이 다른 곳으로 흐르지 않도록 한다.	
3	동의서를 확인한다(동의서 : 대상자 정보 · 시술명 · 대상자 서명).	
4	내시경 본체의 모니터 · PACS PC에 대상자의 정보를 입력 한 후, 내시경 영상 확인을 위하여 테스트 촬영을 한다.	

5 객관적 자료(동의서)를 이용하여 대상자 확인(개방형 질문)을 한 후 대기실에서 검사실로 이동시킨다.

6 검사실에서 시술의와 간호사는 개방형 질문을 하여 대상자를 확인한다.

7 대상자가 침대에 앉은 상태에서 리도카인 스프레이로 목 마취를 시행한다.

8 대상자를 좌측위로 눕힌다.
마우스피스를 입에 물게 한 뒤 밴드를 이용하여 고정시킨다.

9 산소포화도 감시장치를 연결한 후 시술의의 지시에 따라 비강캐뉼라를 이용하여 산소를 공급한다.

시술 중

순서	내 용	행위 체크
1	시술의는 내시경을 삽입한다.	
2	간호사와 시술의는 대상자의 산소포화도를 지속적으로 모니터링 한다.	
3	간호사는 내시경 영상의 PACS 전송 여부를 확인한다.	
4	시술의는 정맥류 또는 출혈 부위를 확인한다.	
5	간호사와 시술의는 Hystoacryl injection 시행이 결정되면 고글을 착용(Hystoacryl에 의한 실명 예방 목적)한다.	
6	간호사는 5%DW로 관류시킨 injector를 시술의에게 건넨다.	
7	시술의는 injector를 겸자구로 삽입한다.	
8	시술의는 injector의 needle을 정맥류 또는 출혈 부위에 찌른다.	

9 간호사는 needle 위치가 정확한지 확인하기 위하여 시술의의 지시에 따라 5%DW를 약 0.5mL를 주입한다.

10 시술의가 정확한 위치를 확인하면, 간호사는 준비해 놓은 Lipiodol 1mL에 Hystoacryl 2amp(1amp당 0.5mL)을 혼합한다(Lipiodol : Hystoacryl = 1 : 1).
이 때, Hystoacryl tube는 멸균가위로 자른다.

11 간호사는 injector를 통해 Hystoacryl 혼합 약물을 시술의의 지시에 따라 주입하고, 도관에 남아있는 약물을 완전히 주입시키기 위하여 5%DW 약 2mL를 관류시킨다.

12 간호사는 시술 부위에서 needle을 제거한 뒤 Histoacryl에 의한 injector 폐쇄 방지를 위해 5%DW 20mL 이상 관류시킨다.
※ Histoacryl로 인한 injector 폐쇄 시 다른 injector로 교체해야 한다.

13 시술의는 내시경 겸자구 손상 방지를 위해 injector는 겸자구에서 빼지 않은 상태로 needle만 Sheath 내로 넣어 내시경과 함께 제거한다.
간호사는 injector의 끝 부분을 가위로 잘라낸 후 injector를 내시경에서 빼낸다.

시술 후

순서	내 용	행위 체크
1	사용한 내시경은 bed side 세정을 시행한 후 마른 거즈를 대고 본체에서 분리하여 뚜껑이 있는 오염 전용 이송바구니에 담는다.	
2	마우스피스를 제거한 후 분비물을 닦아준다. 낙상 예방을 위하여 난간이 올려져 있는지 확인한다.	
3	처방 및 처치를 확인한다.	
4	산소포화도를 지속적으로 모니터링하며 회복실로 이송 후 회복실 담당자에게 환자 상태를 인계한다.	

5 식도정맥류 결찰술(다발)

EVL : Endoscopic Varix Ligation - Multi Band

시술 전

순서	내 용	행위 체크
1	내시경 본체에 내시경을 연결한 후 영상상태, 송기 · 송수 · 흡인 작동 상태를 점검한다. ① **점검사항** : 화이트밸런스, 겸자마개, 흡인 버튼, 송기 · 송수 버튼 장착 여부, 흡인라인 연결, 의료영상 저장 전송 시스템(PACS) 연결 ② **준비물품** : 검사용 베개, 방수포, 곡반, 마우스피스, 리도카인 스프레이, 거즈, 기포제거제, 증류수, 50mL syringe, 효소거즈, 0.7% 효소세정액 ③ **시술물품** : speed band	
2	베개 위에 방수포를 펼친 뒤 방수포 밑에 곡반을 받쳐 대상자의 분비물이 다른 곳으로 흐르지 않도록 한다.	
3	동의서를 확인한다(동의서 : 대상자 정보 · 시술명 · 대상자 서명).	
4	내시경 본체의 모니터 · PACS PC에 대상자의 정보를 입력한 후 내시경 영상 확인을 위하여 테스트 촬영을 한다.	
5	객관적 자료(동의서)를 이용하여 대상자를 확인(개방형 질문)한 후 대기실에서 검사실로 이동시킨다.	

순서	내용	행위 체크
6	검사실에서 시술의와 간호사는 개방형 질문을 하여 대상자를 확인한다.	
7	대상자가 침대에 앉은 상태에서 리도카인 스프레이로 목 마취를 시행한다.	
8	대상자를 좌측위로 눕힌다. 마우스피스를 입에 물게 한 뒤 밴드를 이용하여 고정시킨다.	
9	산소포화도 감시장치를 연결한 후 시술의의 지시에 따라 비강캐뉼라를 이용하여 산소를 공급한다.	
10	진정내시경 시 시술의에게 대상자의 성별 · 나이 · 체중을 알린 후 진경제(Hyspan) 용량을 처방받아 투약한다.	

시술 중

순서	내 용	행위 체크
1	진정내시경 시 시술의는 대상자의 진정 여부를 확인한 후 내시경을 삽입한다.	

2 간호사와 시술의는 대상자의 산소포화도를 지속적으로 모니터링 한다.	
3 간호사는 내시경 영상의 PACS 전송 여부를 확인한다.	
4 간호사는 겸자구 밸브를 제거한 겸자구에 multi band를 장착한다. **multi band 장착 방법** ① multi band의 wire를 겸자구를 통해 넣어 내시경의 선단부로 나오는 것을 확인한다. ② 선단부로 나온 multi band의 wire에 결찰 밴드 캡의 검은색 줄이 흡인구와 일치하도록 장착한다. ③ multi band의 핸들 부분 wire를 팽팽하게 잡아당겨 고정한다. ④ 총 7발 중 1발은 시술 시작 전 테스트하여 작동을 확인한다.	
5 시술의는 multi band가 장착된 내시경을 삽입한다.	
6 간호사는 시술의의 오더에 따라 EVL handle을 시계 방향으로 '딸깍' 소리가 날 때 까지 일정한 속도로 한 번에 돌려 band를 결찰한다.	
7 시술이 끝나면 시술의는 내시경을 제거한다.	

시술 후

순서	내 용	행위 체크
1	사용한 내시경은 bed side 세정을 시행한 후 마른 거즈를 대고 본체에서 분리하여 뚜껑이 있는 오염 전용 이송바구니에 담는다.	
2	마우스피스를 제거한 후 분비물을 닦아준다. 낙상 예방을 위하여 난간이 올려져 있는지 확인한다.	
3	처방 및 처치를 확인한다.	
4	산소포화도를 지속적으로 모니터링하며 회복실로 이송 후 회복실 담당자에게 환자 상태를 인계한다.	

6 식도정맥류 결찰술(단발)

EVL : Endoscopic Varix Ligation - Single Band

시술 전

순서	내 용	행위 체크
1	내시경 본체에 내시경을 연결한 후 영상 상태, 송기 · 송수 · 흡인 작동 상태를 점검한다. ① **점검사항** : 화이트 밸런스, 겸자마개, 흡인버튼, 송기 · 송수 버튼 장착 여부, 흡인라인 연결, 의료영상 저장 전송 시스템(PACS) 연결 ② **준비물품** : 검사용 베개, 방수포, 곡반, 마우스피스, 리도카인 스프레이, 거즈, 기포제거제, 증류수, 5mL syringe, 50mL syringe, 효소거즈, 0.7% 효소세정액 ③ **시술물품** : EVL kit, 오버튜브, 수용성 젤리	
2	베개 위에 방수포를 펼친 뒤 방수포 밑에 곡반을 받쳐 대상자의 분비물이 다른 곳으로 흐르지 않도록 한다.	
3	동의서를 확인한다(동의서 : 대상자 정보 · 시술명 · 대상자 서명).	
4	내시경 본체의 모니터 · PACS PC에 대상자의 정보를 입력 한 후 내시경 영상 확인을 위한 테스트 촬영을 한다.	
5	객관적 자료(동의서)를 이용하여 대상자를 확인(개방형 질문)한 후 대기실에서 검사실로 이동시킨다.	

6 검사실에서 시술의와 간호사는 개방형 질문을 하여 대상자를 확인한다.	
7 대상자가 침대에 앉은 상태에서 리도카인 스프레이로 목 마취를 시행한다.	
8 대상자를 좌측위로 눕힌다. 오버튜브용 마우스피스를 대상자의 입에 물게 한다.	
9 산소포화도 감시장치를 연결한 후 시술의의 지시에 따라 비강캐뉼라를 이용하여 산소를 공급한다.	
10 진정내시경 시 시술의에게 대상자의 성별 · 나이 · 체중을 알린 후 진정제(Midazolam), 진경제(Hyspan) 용량을 처방받아 투약한다.	

시술 중

순서	내 용	행위 체크
1	진정내시경 시 시술의는 대상자의 진정 여부를 확인한 후 내시경을 삽입한다.	
2	간호사와 시술의는 대상자의 산소포화도를 지속적으로 모니터링 한다.	
3	간호사는 내시경 영상의 PACS 전송 여부를 확인한다.	
4	간호사는 오버 튜브를 내시경에 끼운 후 오버 튜브에 수용성 젤리를 바른다.	
5	시술의는 오버 튜브가 장착된 내시경을 삽입한 뒤 오버 튜브를 마우스피스에 고정하고 내시경만 제거한다.	
6	시술의는 내시경의 이물질 제거 및 흡인 여부를 확인하기 위하여 증류수를 5초 정도 흡인한다.	
7	간호사는 내시경 선단부에 결찰 세트 및 결찰 밴드를 장착한다.	

8	시술의는 내시경을 삽입하고 간호사는 내시경이 출혈 부위에 도달하면 시술의의 지시에 따라 air 5mL를 주입하여 band가 결찰 되도록 한다.	
9	시술이 끝나면 시술의는 내시경과 오버 튜브를 제거한다.	

시술 후

순서	내 용	행위 체크
1	사용한 내시경은 bed side 세정을 시행한 후 마른 거즈를 대고 본체에서 분리하여 뚜껑이 있는 오염 전용 이송바구니에 담는다.	
2	마우스피스를 제거한 후 분비물을 닦아준다. 낙상 예방을 위하여 난간이 올려져 있는지 확인한다.	
3	처방 및 처치를 확인한다.	
4	산소포화도를 지속적으로 모니터링하며 회복실로 이송 후 회복실 담당자에게 환자 상태를 인계한다.	

7 상부위장관 협착 확장술

Stent Insertion

(1) Pyloric · Duodenal stent(TTS : Through The Endoscope)

시술 전

순서	내 용	행위 체크
1	내시경 본체에 내시경을 연결한 후 영상상태, 송기 · 송수 · 흡인 작동상태를 점검한다. ① **점검사항** : 화이트밸런스, 겸자마개, 흡인 버튼, 송기 · 송수 버튼 장착 여부, 흡인 라인 연결, 의료영상 저장 전송 시스템(PACS) 연결 ② **준비물품** : 검사용 베개, 방수포, 곡반, 마우스피스, 리도카인 스프레이, 거즈, 기포제거제, 증류수, 50mL syringe, 효소거즈, 0.7% 효소세정액 ③ **시술물품** : 인공도관(스텐트), 유도선(guide wire), 조영제(0.9% 생리식염수 : 조영제 1:1 혼합), 탄산가스 송기 기기 및 탄산가스 준비물품(탄산가스 전용 송기 · 송수 버튼 및 water container, oil spray, 탄산가스 라인 필요)	
2	베개 위에 방수포를 펼친 뒤 방수포 밑에 곡반을 받쳐 대상자의 분비물이 다른 곳으로 흐르지 않도록 한다.	
3	동의서를 확인한다(동의서 : 대상자 정보 · 시술명 · 대상자 서명).	
4	내시경 본체의 모니터 · PACS PC에 대상자의 정보를 입력 한 후 내시경 영상 확인을 위한 테스트 촬영을 한다.	

5 객관적 자료(동의서)를 이용하여 대상자 확인(개방형 질문)을 한 후 대기실에서 검사실로 이동시킨다.	
6 검사실에서 시술의와 간호사는 개방형 질문을 하여 대상자를 확인한다.	
7 대상자가 침대에 앉은 상태에서 리도카인 스프레이로 목 마취를 시행한다.	
8 대상자를 좌측위로 눕힌다. 마우스피스를 입에 물게 한 뒤 밴드를 이용하여 고정시킨다.	
9 산소포화도 감시장치를 연결한 후 시술의의 지시에 따라 비강캐뉼라를 이용하여 산소를 공급한다.	
10 시술의에게 대상자의 성별 · 나이 · 체중을 알린 후 진정제(Midazolam), 진경제(Hyspan), 진통제(Demerol) 용량을 처방받아 투약한다.	

시술 중

순서	내 용	행위 체크
1	시술의는 대상자의 진정 여부를 확인한 후, 내시경을 삽입한다.	
2	간호사와 시술의는 대상자의 산소포화도를 지속적으로 모니터링 한다.	
3	간호사는 내시경 영상의 PACS 전송 여부를 확인한다.	
4	시술의는 내시경이 협착 부위에 도달하면 유도선을 겸자구로 넣어 협착 부위로 통과시킨다.	
5	시술의는 협착 부위의 길이를 측정하여 사용할 스텐트를 결정한다.	
6	시술의는 내시경을 제거하고 간호사는 유도선을 밀어 넣는다.	
7	간호사는 제거한 내시경을 마른 거즈로 닦은 후 본체에서 분리하여 청결바구니에 담는다(유도선이 협착 부위에서 빠진 경우 다시 사용 가능).	

8 간호사는 2채널 내시경을 본체에 연결하여 내시경 선단부의 3.7mm 흡인구에 유도선을 밀어 넣어 겸자구로 나오도록 한다.

9 시술의는 유도선을 따라 2채널 내시경을 협착 부위에 도달시킨다.

10 간호사는 결정된 스텐트를 개봉하여 hub에 0.9% 생리식염수를 관류시킨다.

11 시술의는 유도선을 따라 스텐트를 삽입하고, 간호사는 삽입되는 스텐트 길이만큼 유도선을 제거한다.

12 간호사와 시술의는 proximal maker(yellow marker)를 확인하고, yellow maker가 움직이지 않도록 고정한 후 Sheath를 뒤로 잡아당겨 스텐트를 방출시킨다.

13 간호사는 유도선과 스텐트의 Sheath를 제거한다.

14 시술의는 스텐트 배치를 확인하기 위하여 준비된 조영제를 겸자구에 주입하고 투시 영상을 확인한다.

15	시술의는 내시경을 제거하고, 대상자의 자세를 앙와위로 변경 후 투시 영상을 재확인한다.	

시술 후

순서	내 용	행위 체크
1	사용한 두 개의 내시경은 bed side 세정을 시행한 후 마른 거즈를 대고 본체에서 분리하여 뚜껑이 있는 오염 전용 이송바구니에 담는다.	
2	마우스피스를 제거한 후 분비물을 닦아준다.	
3	처방 및 처치를 확인한다.	
4	산소포화도를 지속적으로 모니터링하며 회복실로 이송 후 회복실 담당자에게 환자 상태를 인계한다.	

(2) Esophageal stent(OTW : Over The Wire)

시술 전

순서	내 용	행위 체크
1	내시경 본체에 내시경을 연결한 후 영상 상태, 송기·송수·흡인 작동 상태를 점검한다. ① **점검사항** : 화이트밸런스, 겸자마개, 흡인 버튼, 송기·송수 버튼 장착 여부, 흡인라인 연결, 의료영상 저장 전송 시스템(PACS) 연결 ② **준비물품** : 검사용 베개, 방수포, 곡반, 마우스피스, 리도카인 스프레이, 거즈, 기포제거제, 증류수, 50mL syringe, 효소거즈, 0.7% 효소세정액 ③ **시술물품** : 인공도관(스텐트), 유도선(예시 : Savary), 조영제(0.9% 생리식염수와 1:1 혼합), 수용성 젤리, 탄산가스 송기 기기 및 탄산가스 준비물품(탄산가스 전용 송기·송수 버튼 및 water container, oil spray, 탄산가스 라인 필요)	
2	베개 위에 방수포를 펼친 뒤 방수포 밑에 곡반을 받쳐 대상자의 분비물이 흐르지 않도록 한다.	
3	동의서를 확인한다(동의서 : 대상자 정보·시술명·대상자 서명).	
4	내시경 본체의 모니터·PACS PC에 대상자 정보를 입력 한 후 내시경 영상 확인을 위한 테스트 촬영을 한다.	

5 객관적 자료(동의서)를 이용하여 대상자 확인(개방형 질문)을 한 후 대기실에서 검사실로 이동시킨다.	
6 검사실에서 시술의와 간호사는 개방형 질문을 하여 대상자를 확인한다.	
7 대상자가 침대에 앉은 상태에서 리도카인 스프레이로 목 마취를 시행한다.	
8 대상자를 좌측위로 눕힌다. 마우스피스를 입에 물게 한 뒤 밴드를 이용하여 고정시킨다.	
9 산소포화도 감시장치를 연결한 후 시술의의 지시에 따라 비강캐뉼라를 이용하여 산소를 공급한다.	
10 시술의에게 대상자의 성별 · 나이 · 체중을 알린 후 진정제(Midazolam), 진경제(Hyspan), 진통제(Demerol) 용량을 처방받아 투약한다.	

시술 중

순서	내 용	행위 체크
1	시술의는 대상자의 진정 여부를 확인한 후, 시술을 시작한다.	
2	대상자의 산소포화도를 확인한다.	
3	간호사는 내시경영상(PACS)의 전송 상태를 확인한다.	
4	내시경이 협착 부위에 도달하면 시술의는 겸자구를 통해 유도선(savary)을 통과 시킨다.	
5	시술의는 유도선(savary)만 남기고 내시경을 제거한다.	
6	간호사는 사용할 스텐트의 hub에 0.9% 생리식염수를 관류시킨다.	
7	간호사는 스텐트의 삽입 부위에 수용성 젤리를 얇게 바른다.	
8	시술의는 유도선(savary)을 따라 스텐트를 삽입한다.	

9	시술의는 내시경을 삽입하고 화면을 보며 스텐트를 협착 부위에 통과시킨다.	
10	proximal maker(yellow marker)를 확인하고, yellow marker가 움직이지 않도록 고정하며 Sheath를 뒤로 잡아당겨 금속배액관을 방출시킨다.	
11	간호사는 유도선과 스텐트의 Sheath를 제거한다.	
12	시술의는 스텐트 배치를 확인하기 위하여 준비된 조영제를 겸자구에 주입하고 투시영상을 확인한다.	
13	시술의는 내시경을 제거하고, 대상자의 자세를 앙와위로 변경 후 투시 영상을 재확인한다.	

시술 후

순서	내 용	행위 체크
1	시술이 종료되면 bed side 세정을 시행한 후 마른 거즈를 대고 내시경 본체에서 분리하여 뚜껑이 있는 오염 전용 이송바구니에 담는다.	
2	사용한 내시경은 오염바구니에 담는다.	
3	마우스피스를 제거한 후 분비물을 닦아준다. 낙상 예방을 위하여 난간이 올려져 있는지 확인한디.	
4	처방 및 처치를 확인한다.	
5	산소포화도를 지속적으로 모니터링하며 회복실로 이송 후 회복실 담당자에게 환자 상태를 인계한다.	

8 초음파내시경

EUS : Endoscopic Ultrasonography - ALOKA

검사 전

순서	내 용	행위 체크
1	내시경 본체와 ALOKA에 방사형 초음파내시경을 연결한 후 영상 상태, 송기 · 송수 · 흡인 작동 상태를 점검한다. ① **점검사항** : 화이트밸런스, 겸자마개, 흡인 버튼, 송기 · 송수 버튼 장착 여부, 흡인 라인 연결, 의료영상 저장 전송 시스템(PACS) 연결 ② **준비물품** : 검사용 베개, 방수포, 곡반, 마우스피스, 리도카인 스프레이, 거즈, 기포제거제, 증류수, 50mL syringe, 효소거즈, 0.7% 효소세정액 ③ **검사물품** : ALOKA, balloon applicator, balloon(MH-303), water pump	
2	베개 위에 방수포를 펼친 뒤 방수포 밑에 곡반을 받쳐 대상자의 분비물이 다른 곳으로 흐르지 않도록 한다.	
3	동의서를 확인한다(동의서 : 대상자 정보 · 검사명 · 대상자 서명).	
4	초음파내시경 탐촉자에 balloon을 장착하고, balloon 내의 air를 제거한다.(balloon applicator를 이용)	
5	내시경 본체 및 ALOKA 모니터에 대상자의 정보를 입력한 후 내시경 영상 확인을 위한 테스트 촬영을 한다.	

6 객관적 자료(동의서)를 이용하여 대상자 확인(개방형 질문) 한 후 대기실에서 검사실로 이동시킨다.	
7 검사실에서 검사의와 간호사는 개방형 질문을 하여 대상자를 확인한다.	
8 대상자가 침대에 앉은 상태에서 리도카인 스프레이로 목 마취를 시행한다.	
9 대상자를 좌측위로 눕힌다. 마우스피스를 입에 물게 한 뒤 밴드를 이용하여 고정시킨다.	
10 산소포화도 감시장치를 연결한 후 검사의의 지시에 따라 비강캐뉼라를 이용하여 산소를 공급한다.	
11 검사의에게 대상자의 성별 · 나이 · 체중을 알린 후 진정제(Midazolam), 진경제(Hyspan), 용량을 처방받아 투약한다.	
12 내시경 탐촉자에 장착한 balloon에 air가 차지 않았는지 확인한다.	

검사 중

순서	내 용	행위 체크
1	검사의는 대상자의 진정 여부를 확인한 후 내시경을 삽입한다.	
2	간호사와 검사의는 대상자의 산소포화도를 지속적으로 모니터링 한다.	
3	간호사는 내시경영상과 ALOKA 영상의 전송 여부를 확인한다.	
4	간호사는 ALOKA 키보드를 조작하여 검사를 보조한다. (image size 조절, Mhz 조절, 영상캡쳐, flow, 화면이동 등)	
5	검사가 끝나면 검사의는 내시경을 제거한다.	

검사 후

순서	내　　　용	행위 체크
1	사용한 내시경은 bed side 세정을 시행한 후 마른 거즈를 대고 본체에서 분리하여 뚜껑이 있는 오염 전용 이송바구니 담는다.	
2	마우스피스를 제거한 후 분비물을 닦아준다. 낙상 예방을 위하여 난간이 올려져 있는지 확인한다.	
3	처방 및 처치를 확인한다.	
4	산소포화도를 지속적으로 모니터링하며 회복실로 이송 후 회복실 담당자에게 환자 상태를 인계한다.	
5	초음파 세척 일지를 작성하고 초음파내시경을 세척한다.	

9 초음파내시경

EUS : Endoscopic Ultrasonography - Radial

검사 전

순서	내 용	행위 체크
1	내시경 본체에 내시경을 연결한 후 영상 상태, 송기 · 송수 · 흡인 작동 상태를 점검한다. ① 점검사항 : 화이트밸런스, 겸자마개, 흡인 버튼, 송기 · 송수 버튼 장착 여부, 흡인 라인 연결, 의료영상 저장 전송 시스템(PACS) 연결 ② 준비물품 : 검사용 베개, 방수포, 곡반, 마우스피스, 리도카인 스프레이, 거즈, 기포제거제, 증류수, 50mL syringe, 효소거즈, 0.7% 효소세정액 ③ 검사물품 : 내시경 초음파 관측 장치(MAJ-953 ultrasono-scope connector), water pump, balloon, balloon applicator	
2	베개위에 방수포를 펼친 뒤 방수포 밑에 곡반을 받쳐 대상자의 분비물이 다른 곳으로 흐르지 않도록 한다.	
3	동의서를 확인한다(동의서 : 대상자 정보 · 검사명 · 대상자 서명).	
4	MAJ-953 ultrasono-scope connector를 초음파 본체와 내시경에 연결하고 active버튼을 누른다.	
5	초음파 내시경에 balloon을 장착한다(balloon applicator를 이용).	

6 내시경 본체의 모니터와 초음파 모니터, PACS PC에 대상자의 정보를 입력한 후, 내시경 영상 확인을 위하여 테스트 한다.	
7 객관적 자료(동의서)를 이용하여 대상자 확인(개방형 질문)을 한 후 대기실에서 검사실로 이동시킨다.	
8 검사실에서 검사의와 간호사는 개방형 질문을 하여 대상자를 확인한다.	
9 대상자가 침대에 앉은 상태에서 리도카인 스프레이로 목 마취를 시행한다.	
10 대상자를 좌측위로 눕힌다. 마우스피스를 입에 물게 한 뒤 밴드를 이용하여 고정시킨다.	
11 산소포화도 감시 장치를 연결한 후 검사의의 지시에 따라 비강캐뉼라를 이용하여 산소를 공급한다.	
12 검사의에게 대상자의 성별 · 나이 · 체중을 알린 후 진정제(Midazolam), 진경제(Hyspan)용량을 처방받아 투약한다.	

13	내시경에 장착한 balloon에 air가 차지 않았는지 확인한다.	

검사 중

순서	내 용	행위 체크
1	검사의는 대상자의 진정 여부를 확인한 후 내시경을 삽입한다.	
2	간호사와 검사의는 대상자의 산소포화도를 지속적으로 모니터링 한다.	
3	간호사는 내시경 영상의 PACS 전송 여부를 확인한다.	
4	간호사는 검사의가 병변 부위를 확인하면 PACS 화면과 내시경본체 화면을 초음파 모드로 변경한 후 보조한다. (image size 조절, Mhz 조절, 영상캡쳐, 화면이동 등)	
5	시술이 끝나면 시술의는 내시경을 제거한다.	

검사 후

순서	내 용	행위 체크
1	사용한 내시경은 Bed side 세정을 시행한 후 마른 거즈를 대고 본체에서 분리하여 뚜껑이 있는 오염 전용 이송 바구니에 담는다.	
2	마우스피스를 제거한 후 분비물을 닦아준다. 낙상예방을 위하여 난간이 올려져있는지 확인한다.	
3	처방 및 처치를 확인한다.	
4	산소포화도를 지속적으로 모니터링하며 회복실로 이송 후 회복실 담당자에게 환자 상태를 인계한다.	
5	초음파 세척일지를 작성하고 초음파내시경을 세척한다.	

10 상부위장관 풍선 확장술
Balloon Dilatation

시술 전

순서	내 용	행위 체크
1	내시경 본체에 내시경을 연결한 후 영상 상태, 송기 · 송수 · 흡인 작동 상태를 점검한다. ① **점검사항** : 화이트밸런스, 겸자마개, 흡인 버튼, 송기 · 송수 버튼 장착 여부, 흡인 라인 연결, 의료영상 저장 전송 시스템(PACS) 연결 ② **준비물품** : 검사용 베개, 방수포, 곡반, 마우스피스, 리도카인스프레이, 거즈, 기포제거제, 증류수, 50mL 주사기, 효소거즈, 0.7% 효소세정액 ③ **시술물품** : 풍선 확장도관(CRE balloon), 풍선 확장용 기구(balloon dilatation gun), 풍선확장용 눈금 syringe(gauge syringe), 탄산가스 송기 기기 및 탄산가스 준비물품(탄산가스 전용 송기 · 송수 버튼 및 water container, oil spray, 탄산가스 라인 필요)	
2	베개 위에 방수포를 펼친 뒤 방수포 밑에 곡반을 받쳐 대상자의 분비물이 다른 곳으로 흐르지 않도록 한다.	
3	동의서를 확인한다(동의서 : 대상자 정보 · 시술명 · 대상자 서명).	
4	내시경 본체의 모니터 · PACS PC에 대상자의 정보를 입력 한 후, 내시경 영상 확인을 위한 테스트 촬영을 한다.	

5 객관적 자료(동의서)를 이용하여 대상자를 확인(개방형 질문)한 후 대기실에서 검사실로 이동시킨다.	
6 검사실에서 시술의와 간호사는 개방형 질문을 하여 대상자를 확인한다.	
7 대상자가 침대에 앉은 상태에서 리도카인 스프레이로 목 마취를 시행한다.	
8 대상자를 좌측위로 눕힌다. 마우스피스를 입에 물게 한 뒤 밴드를 이용하여 고정시킨다.	
9 산소포화도 감시 장치를 연결한 후 시술의의 지시에 따라 비강캐뉼라를 이용하여 산소를 공급한다.	
10 시술의에게 대상자의 성별 · 나이 · 체중을 알린 후 진정제(Midazolam), 진경제(Hyspan), 진통제(Demerol), 용량을 처방받아 투약한다.	

시술 중

순서	내 용	행위 체크
1	시술의는 대상자의 진정 여부를 확인한 후 내시경을 삽입한다.	
2	간호사와 시술의는 대상자의 산소포화도를 지속적으로 모니터링 한다.	
3	간호사는 내시경 영상의 PACS 전송 여부를 확인한다.	
4	간호사는 내시경이 협착 부위에 도달하면 사용할 풍선 확장도관에 0.9% 생리식염수를 관류시킨 후 공기를 뺀다.	
5	시술의는 풍선 확장도관을 겸자구를 통하여 협착 부위에 도달 시킨다.	
6	간호사는 0.9% 생리식염수로 채워진 풍선확장용 눈금 syringe를 풍선확장 도관과 연결한다.	
7	간호사는 시술의의 지시에 따라 풍선 확장도관의 내경에 맞는 압력을 풍선 확장용 기구를 이용하여 일정 시간 inflation과 deflation을 반복한다. ※ inflation과 deflation의 시간은 대상자의 상황에 따라 시술의가 결정한다.	

8	간호사는 deflation을 시행한 풍선 확장도관을 겸자구에서 제거한다.	
9	시술이 끝나면 시술의는 내시경을 제거한다.	

시술 후

순서	내 용	행위 체크
1	사용한 내시경은 bed side 세정을 시행한 후 마른 거즈를 대고 본체에서 분리하여 뚜껑이 있는 오염 전용 이송바구니에 담는다.	
2	마우스피스를 제거한 후 분비물을 닦아준다. 낙상 예방을 위하여 난간이 올려져 있는지 확인한다.	
3	처방 및 처치를 확인한다.	
4	산소포화도를 지속적으로 모니터링하며 회복실로 이송 후 회복실 담당자에게 환자 상태를 인계한다.	

11 상부위장관 이물 제거술

Removal of Foreign Body

시술 전

순서	내 용	행위 체크
1	내시경 본체에 내시경을 연결한 후 영상 상태, 송기 · 송수 · 흡인 작동 상태를 점검한다. ① **점검사항** : 화이트밸런스, 겸자마개, 흡인 버튼, 송기 · 송수 버튼 장착 여부, 흡인 라인 연결, 의료영상 저장 전송 시스템(PACS) 연결 ② **준비물품** : 검사용 베개, 방수포, 곡반, 마우스피스, 리도카인 스프레이, 거즈, 기포제거제, 증류수, 50mL syringe, 효소거즈, 0.7% 효소세정액 ③ **시술물품** : 이물질 제거용 겸자, 이물 제거용 바스켓	
2	베개 위에 방수포를 펼친 뒤 방수포 밑에 곡반을 받쳐 대상자의 분비물이 다른 곳으로 흐르지 않도록 한다.	
3	동의서를 확인한다(동의서 : 대상자 정보 · 시술명 · 대상자 서명).	
4	내시경 본체의 모니터 · PACS PC에 대상자의 정보를 입력한 후, 내시경 영상 확인을 위한 테스트 촬영을 한다.	
5	객관적 자료(동의서)를 이용하여 대상자를 확인(개방형 질문)한 후 대기실에서 검사실로 이동시킨다.	

6 검사실에서 시술의와 간호사는 개방형 질문을 하여 대상자를 확인한다.	
7 대상자가 침대에 앉은 상태에서 리도카인 스프레이로 목 마취를 시행한다.	
8 대상자를 좌측위로 눕힌다. 마우스피스를 입에 물게 한 뒤 밴드를 이용하여 고정시킨다.	
9 산소포화도 감시 장치를 연결한 후 시술의의 지시에 따라 비강캐뉼라를 이용하여 산소를 공급한다.	
10 진정내시경 시 시술의에게 대상자의 성별 · 나이 · 체중을 알린 후 진정제(Midazolam), 진경제(Hyspan) 용량을 처방받아 투약한다.	

시술 중

순서	내 용	행위 체크
1	진정내시경 시 시술의는 대상자의 진정 여부를 확인한 후 시술을 시작한다.	
2	간호사와 시술의는 대상자의 산소포화도를 지속적으로 모니터링 한다.	
3	간호사는 내시경 영상의 PACS 전송 여부를 확인한다.	
4	시술의는 이물을 확인한 후 액세서리(이물질 제거용 겸자 또는 이물 제거용 바스켓)을 겸자구를 통해 삽입한다.	
5	간호사는 액세서리의 핸들을 조작하여 이물을 잡고, 내시경과 함께 꺼낸다.	

시술 후

순서	내 용	행위 체크
1	사용한 내시경은 bed side 세정을 시행한 후 마른 거즈를 대고 본체에서 분리하여 뚜껑이 있는 오염 전용 이송바구니에 담는다.	
2	마우스 피스를 제거한 후 분비물을 닦아준다. 낙상 예방을 위하여 난간이 올려져있는지 확인한다.	
3	처방 및 치치를 확인한다.	
4	진정내시경일 경우 산소포화도를 지속적으로 모니터링하며 회복실로 이송 후 회복실 담당자에게 환자 상태를 인계한다.	

12 보톡스 주입술

Botox Injection

시술 전

순서	내 용	행위 체크
1	내시경 본체에 내시경을 연결한 후 영상 상태, 송기 · 송수 · 흡인 작동 상태를 점검한다. ① **점검사항** : 화이트밸런스, 겸자마개, 흡인 버튼, 송기 · 송수 버튼 장착 여부, 흡인 라인 연결, 의료영상 저장 전송 시스템(PACS) 연결 ② **준비물품** : 검사용 베개, 방수포, 곡반, 마우스피스, 리도카인스프레이, 거즈, 기포제거제, 증류수, 50mL syringe, 효소거즈, 0.7% 효소세정액 ③ **시술물품** : 보톡스 1vial, injector, 1mL syringe 2개, 3mL syringe 1개, 3way, 0.9% 생리식염수	
2	베개 위에 방수포를 펼친 뒤 방수포 밑에 곡반을 받쳐 대상자의 분비물이 다른 곳으로 흐르지 않도록 한다.	
3	동의서 및 준비된 약물을 확인한다(동의서 : 대상자 정보 · 시술명 · 대상자 서명, 보톡스 1vial).	
4	내시경 본체의 모니터 · PACS PC에 대상자의 정보를 입력한 후 내시경 영상 확인을 위한 테스트 촬영을 한다.	

5 객관적 자료(동의서)를 이용하여 대상자 확인(개방형 질문)을 한 후 대기실에서 검사실로 이동시킨다.	
6 검사실에서 시술의와 간호사는 개방형 질문을 하여 대상자를 확인한다.	
7 대상자가 침대에 앉은 상태에서 리도카인 스프레이로 목 마취를 시행한다.	
8 대상자를 좌측위로 눕힌다. 바우스피스를 입에 물게 한 뒤 밴드를 이용하여 고정시킨다.	
9 산소포화도 감시장치를 연결한 후 시술의의 지시에 따라 비강캐뉼라를 이용하여 산소를 공급한다.	
10 시술의에게 대상자의 성별 · 나이 · 체중을 알린 후 진정제(Midazolam), 진경제(Hyspan), 진통제(Demerol) 용량을 처방받아 투약한다.	

시술 중

순서	내 용	행위 체크
1	시술의는 대상자의 진정 여부를 확인한 후, 내시경을 삽입한다.	
2	간호사와 시술의는 대상자의 산소포화도를 지속적으로 모니터링한다.	
3	간호사는 내시경영상의 PACS 전송 여부를 확인한다.	
4	시술의는 시술 부위를 확인 후 보톡스 주입술 시행 여부를 결정한다.	
5	간호사는 보톡스 주입술이 결정되면 보톡스를 혼합한다. (3mL syringe에 0.9% 생리식염수 약 2.3mL를 잰 후, 파우더 상태의 보톡스(100u · 1vial)에 혼합한다.)	
6	간호사는 용해된 보톡스를 1mL syringe에 1mL씩, 총 2개가 되도록 나누어 잰다.	
7	간호사는 3mL syringe에 0.9% 생리식염수를 최소 2.2mL가 되도록 잰다.	

8 간호사는 injector 끝에 3way를 연결한다.

9 간호사는 도관이 비어있는 상태로 injector를 시술의에게 건넨다.

10 시술의는 injector를 겸자구로 삽입하고, 병변 위치에 도달하면 간호사는 injector의 needle이 나오게 한다.

11

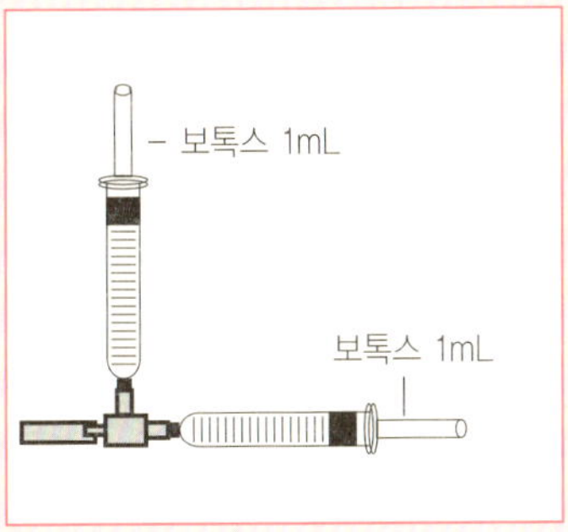

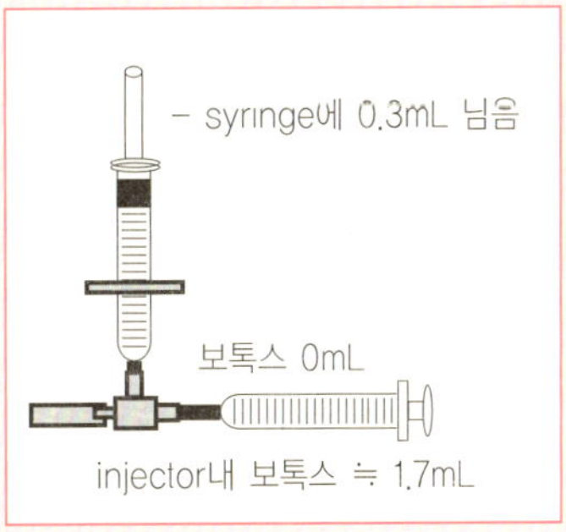

간호사는 보톡스가 채워진 1mL syringe 2개를 3way에 각각 연결하고, 최초 한 방울이 나올 때까지 0.1mL 단위씩 소리를 내어 시술의와 확인하며 천천히 injector 도관에 보톡스를 채운다.
(※ injector 도관길이 + 3way 길이 ≒ 1.7mL)

12

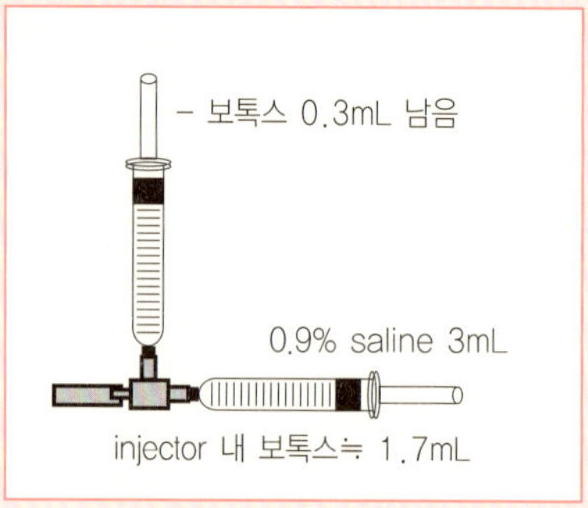

간호사는 보톡스 1mL를 전부 주입한 1mL syringe 1개는 3way에서 분리하고 0.9% 생리식염수 3mL syringe를 연결한다(1mL syringe 분리 시 injector에 공기가 들어가지 않도록, 3way는 잠그고 분리하도록 한다).

13

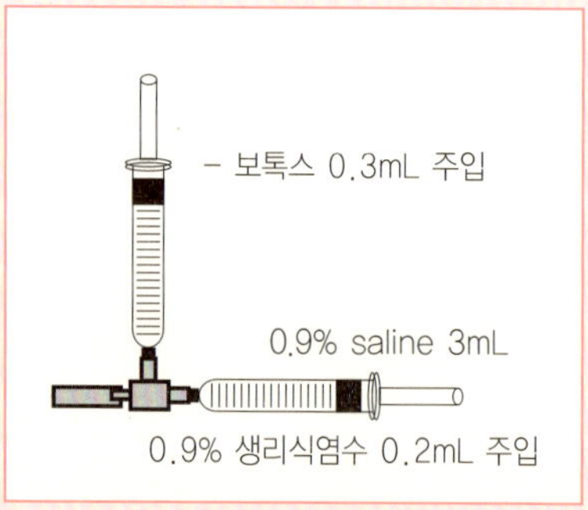

시술의가 시술 부위에 injector를 찌르고 간호사는 시술의와 확인하며 1mL syringe에 남아있는 보톡스 0.3mL를 주입한 후, 3mL syringe의 0.9% 생리식염수 0.2mL를 주입한다.

14	간호사는 시술의와 확인 후 0.9% 생리식염수를 0.5mL씩 3회 주입한다(injector 도관에 있던 보톡스가 0.9% 생리식염수에 의해 밀려나가면서 도관 내에 채워져 있는 보톡스가 주입된다).	
15	시술이 끝나면 시술의는 내시경을 제거한다.	

시술 후

순서	내 용	행위체크
1	사용한 내시경은 bed side 세정을 시행한 후 마른 거즈를 대고 본체에서 분리하여 뚜껑이 있는 오염 전용 이송바구니에 담는다.	
2	마우스피스를 제거한 후 분비물을 닦아준다. 낙상 예방을 위하여 난간이 올려져 있는지 확인한다.	
3	처방 및 처치를 확인한다.	
4	산소포화도를 지속적으로 모니터링하며 회복실로 이송 후 회복실 담당자에게 환자 상태를 인계한다.	

13 경피적 내시경적 위루술

PEG : Percutaneous Endoscopic Gastrostomy

시술 전

순서	내 용	행위 체크
1	내시경 본체에 내시경을 연결한 후 영상 상태, 송기 · 송수 · 흡인 작동상태를 점검한다. ① **점검사항** : 화이트 밸런스, 겸자마개, 흡인 버튼, 송기 · 송수 버튼 장착 여부, 흡인 라인 연결, 의료영상 저장 전송 시스템(PACS) 연결 ② **준비물품** : 검사용 베개, 방수포, 곡반, 마우스피스, 리도카인 스프레이, 기포제거제, 증류수, 50mL syringe, 효소거즈, 0.7% 효소세정액 ③ 시술물품은 카트에 멸균방포를 펼친 후 준비한다. **시술물품** : PEG set, spinal set, 멸균방포, 0.9% 생리식염수, 관장용 syringe, 멸균 거즈(4×4), Y-거즈(2×2), 면 반창고, 멸균 gloves, snare, 멸균가위, Lidocaine 2%	
2	베개 위에 방수포를 펼친 뒤 방수포 밑에 곡반을 받쳐 대상자의 분비물이 다른 곳으로 흐르지 않도록 한다.	
3	동의서를 확인한다(동의서 : 대상자 정보 · 시술명 · 대상자 서명).	
4	내시경 본체의 모니터 · PACS PC에 대상자의 정보를 입력한 후 내시경 영상 확인을 위한 테스트 촬영을 한다.	

5 객관적 자료(동의서)를 이용하여 대상자를 확인(개방형 질문)한 후 대기실에서 검사실로 이동시킨다.

6 검사실에서 시술의와 간호사는 개방형 질문을 하여 대상자를 확인한다.

7 대상자가 침대에 앉은 상태에서 리도카인 스프레이로 목 마취를 시행한다.

8 대상자를 앙와위로 눕힌다.
고개를 옆으로 하여 마우스피스를 입에 물게 한 뒤 밴드를 이용하여 고정시킨다.

9 산소포화도 감시장치를 연결한 후 시술의의 지시에 따라 비강캐뉼라를 이용하여 산소를 공급한다.

10 시술의에게 대상자의 성별 · 나이 · 체중을 알린 후 진정제(Midazolam), 진경제(Hyspan), 진통제(Demerol) 용량을 처방받아 투약한다.

시술 중

순서	내 용	행위 체크
1	시술의는 대상자의 진정 여부를 확인한 후 내시경을 삽입한다.	
2	간호사와 시술의는 대상자의 산소포화도를 지속적으로 모니터링 한다.	
3	간호사는 내시경 영상의 PACS 전송 여부를 확인한다.	
4	검사 방의 불을 끈 뒤 간호사는 내시경 본체의 trans ilium 버튼을 누르고 시술의는 대상자의 복부에 내시경 불빛이 나타나는 곳을 확인하여 절개부위를 표시한다.	
5	시술의는 내시경을 제거한 후 표시된 절개부위를 포비돈으로 소독한 후 멸균 소공포로 덮고 준비된 리도카인으로 국소마취를 시행한다.	
6	시술의는 외과용 메스(scalpel)로 표시된 부위를 약 5mm 정도 절개한 뒤 이 부위로 trocar를 삽입한 후 천자 바늘을 제거하고 trocar를 통해서 wire를 밀어 넣는다.	

7 시술의는 내시경을 재삽입하고 겸자구를 통해 snare를 넣어 wire를 잡아 내시경과 함께 구강 외로 빼낸다.	
8 간호사는 PEG 실리콘 튜브를 포비돈으로 소독한 뒤 구강 외로 나온 wire에 연결한다.	
9 시술의는 trocar를 통하여 나온 wire를 당겨 소독된 실리콘 튜브를 대상자가 삼키게 하여 PEG tube의 retention disc를 위벽에 위치시킨다.	
10 시술의는 내시경을 재삽입하여 retention disc가 올바른 위치에 있는지 확인한 후 복부로 나온 PEG 실리콘 튜브를 켈리로 고정하고 멸균가위로 자른다.	
11 시술의는 PEG tube를 통해 external retention disc를 넣고 고정한다.	
12 간호사는 feeding connector를 연결한 후 닫는다.	
13 간호사는 feeding connector를 통해 관장용 syringe를 이용하여 0.9% 생리식염수를 주입하고, 시술의는 내시경 영상으로 0.9% 생리식염수가 잘 통과하는지 확인한 후 내시경을 제거한다.	

14	간호사는 시술부위를 소독하고 멸균 Y-거즈를 이용하여 고정한다.	

시술 후

순서	내 용	행위 체크
1	사용한 내시경은 bed side 세정을 시행한 후 마른 거즈를 대고 본체에서 분리하여 뚜껑이 있는 오염 전용 이송바구니에 담는다.	
2	마우스피스를 제거한 후 분비물을 닦아준다. 낙상 예방을 위하여 난간이 올려져 있는지 확인한다.	
3	처방 및 처치를 확인한다.	
4	산소포화도를 지속적으로 모니터링하며 회복실로 이송 후 회복실 담당자에게 환자 상태를 인계한다.	

Ⅱ 담도

1. 경비담관 배액술
2. 내시경적 담췌관 협착 확장술
3. 내시경적 유두괄약근 절개술
4. 내시경적 유두 절제술
5. 담도 이물 제거술
6. 역행성 내시경적 담(췌)관 조영술
7. 역행성 담췌관 내시경적 담(췌)석 제거술
8. 가성낭종배액술
9. 담도경
10. 미세침 흡인술

경비담관 배액술

ENBD : Endoscopic Nasobiliary Drainage

시술 전

순서	내 용	행위 체크
1	내시경 본체에 내시경을 연결한 후 영상 상태, 송기·송수·흡인 작동상태를 점검한다. ① **점검사항** : 화이트밸런스, 겸자마개, 흡인 버튼, 송기·송수 버튼 장착 여부, 흡인 라인 연결, 의료영상 저장 전송 시스템(PACS) 연결 ② **준비물품** : 검사용 베개, 방수포, 곡반, 마우스피스, 리도카인 스프레이, 거즈, 가소콜, 증류수, 50mL syringe, 효소거즈, 0.7% 효소세정액 ③ **시술물품** : 유도선(guide wire), ERCP 도관, 경비담관배액관, 담즙 주머니, nelaton catheter, 수용성 젤리, 펜 라이트, 설압자, kelly, scissors, 반창고, 탄산가스 송기 기기 및 탄산가스 준비물품(탄산가스 전용 송기·송수버튼 및 water container, oil spray, 탄산가스 라인 필요), 20mL syringe – flushing용 0.9% 생리식염수, 30mL syringe – 0.9% 생리식염수+조영제 1:1 혼합	
2	방사선 치료 침대에 시트를 덮는다. 베개 위에 방수포를 펼친 뒤 방수포 밑에 곡반을 받쳐 대상자의 분비물이 다른 곳으로 흐르지 않도록 한다.	
3	동의서를 확인한다(동의서 : 대상자 정보·시술명·대상자 서명).	
4	내시경 본체의 모니터·PACS PC에 대상자의 정보를 입력 한 후, 내시경 영상 확인을 위한 테스트 촬영을 한다.	

5 객관적 자료(동의서)를 이용하여 대상자를 확인(개방형 질문)한 후 대상자를 대기실에서 검사실로 이동시킨다.	
6 검사실에서 시술의와 간호사는 개방형 질문을 하여 대상자를 확인한다.	
7 대상자가 침대에 앉은 상태에서 리도카인 스프레이로 목 마취를 시행한다.	
8 대상자를 복와위(엎드린 자세)로 눕힌다. 마우스피스를 입에 물게 한 뒤 밴드를 이용하여 고정시킨다.	
9 산소포화도 감시장치를 연결한 후 시술의의 지시에 따라 비강캐뉼라를 이용하여 산소를 공급한다.	
10 접지용 patient-plate를 대상자의 다리에 부착한다.	
11 시술의에게 대상자의 성별 · 나이 · 체중을 알린 후 진정제(Midazolam), 진경제(Hyspan), 진통제(Demerol) 용량을 처방받아 투약한다.	

시술 중

순서	내 용	행위 체크
1	시술의는 대상자의 진정 여부를 확인한 후 내시경을 삽입한다.	
2	간호사와 시술의는 대상자의 산소포화도를 지속적으로 모니터링 한다.	
3	간호사는 내시경영상의 PACS 전송 여부를 확인한다.	
4	간호사는 내시경이 주유두부에 도달하면 0.9% 생리식염수로 채운 ERCP 도관에 유도선을 넣어 시술의에게 건넨다.	
5	시술의는 겸자구를 통해 ERCP 도관을 주유두부에 위치시키고, 간호사는 유도선을 삽관하고, 위치 확인을 위하여 조영제를 주입한다.	
6	간호사는 삽관된 유도선이 빠지지 않게 유지하고, 시술의는 ERCP 도관을 겸자구 밖으로 빼낸다.	
7	간호사는 ERCP 도관에 0.9% 생리식염수를 관류시킨다.	

8 간호사는 유도선을 따라 경비담관배액관을 겸자구 앞까지 삽입하고, 시술의는 경비담관배액관을 담관 안으로 넣는다.

9 시술의는 투시 영상으로 담관 내의 경비담관배액관의 위치를 확인한다.

10 시술의는 투시영상을 보면서 경비담관배액관이 담관 내에서 빠지지 않도록 유지하며 내시경의 선단부를 대상자의 마우스피스 앞까지 뺀다.
간호사는 시술의의 지시에 따라 유도선을 제거한다.

11 간호사는 내시경을 시술의에게 건네받고 구강으로 나온 경비담관배액관이 빠지지 않도록 고정하며 내시경에서 경비담관배액관을 빼낸다.

12 간호사는 대상자의 구강으로 나온 경비담관배액관이 빠지지 않도록 유지하며, 좌측위로 체위 변경을 시행하고 마우스피스를 제거한다. 이때, 대상자가 경비담관배액관을 물지 않도록 구강을 벌리고 있도록 한다.

13 **경비담관배액관 고정 방법**

① 간호사는 수용성 젤리를 묻힌 nelaton catheter를 대상자의 비강을 통해 인두에 위치시킨다.

② pen light와 설압자로 구강 내의 시야를 확보 한 후, kelly를 이용하여 인두에 위치한 nelaton catheter를 구강 외로 빼낸다.

	③ 구강 외로 나온 nelaton catheter의 끝 부분을 가위로 잘라내고, 경비담관배액관과 연결한다. ④ pen light로 구강 내를 확인하며 비강 쪽의 nelaton catheter를 당겨 연결된 경비담관배액관이 꼬이지 않도록 비강 외로 빼내고, 연결되어 있는 nelaton catheter는 제거한다. ⑤ 투시 영상을 통해 경비담관배액관의 담관 내 위치 및 모양을 관찰하면서 불필요한 고리를 형성하거나 예각으로 굽어있지 않도록 배액관을 조정한다. ⑥ 비강 통해 나온 경비담관배액관을 코와 귀에 고정한다. ⑦ 경비담관배액관 끝에 syringe를 연결하여 담즙의 배액 여부를 확인한 후 담즙주머니에 연결한다.	

시술 후

순서	내 용	행위 체크
1	사용한 내시경은 bed side 세정을 시행한 후 마른 거즈를 대고 본체에서 분리하여 뚜껑이 있는 오염 전용 이송바구니에 담는다.	
2	낙상 예방을 위하여 난간이 올려져 있는지 확인한다.	
3	처방 및 처치를 확인한다.	

4	산소포화도를 지속적으로 모니터링하며 회복실로 이송 후 회복실 담당자에게 환자 상태를 인계한다.	

2 내시경적 담췌관 협착 확장술

ERBD : Endoscopic Retrograde Biliary Drainage

시술 전

순서	내 용	행위 체크
1	내시경 본체에 내시경을 연결한 후 영상 상태, 송기 · 송수 · 흡인 작동 상태를 점검한다. ① **점검사항** : 화이트밸런스, 겸자마개, 흡인 버튼, 송기 · 송수 버튼 장착 여부, 흡인 라인 연결, 의료영상 저장 전송 시스템(PACS) 연결 ② **준비물품** : 검사용 베개, 방수포, 곡반, 마우스피스, 리도카인 스프레이, 거즈, 기포제거제, 증류수, 50mL syringe, 효소거즈, 0.7% 효소세정액 ③ **시술물품** : 유도선(guide wire), ERCP 도관, 조영제(0.9% 생리식염수 + 조영제 1:1 혼합), 플라스틱 배액관 또는 금속 배액관, 유도도관, 밀기도관, 탄산가스 송기 기기 및 탄산가스 준비물품(탄산가스 전용 송기 · 송수버튼 및 water container, oil spray, 탄산가스 라인 필요), 20mL syringe - flushing용 0.9% 생리식염수, 30mL syringe - 0.9% 생리식염수+조영제 1:1혼합	
2	방사선 치료 침대에 시트를 덮는다. 베개 위에 방수포를 씌운 후 방수포 밑에 곡반을 받쳐 대상자의 분비물이 다른 곳으로 흐르지 않도록 한다.	
3	동의서를 확인한다(동의서 : 대상자 정보 · 시술명 · 대상자 서명).	
4	내시경 본체의 모니터 · PACS PC에 대상자의 정보를 입력한 후 내시경 영상 확인을 위한 테스트 촬영을 한다.	

5 객관적 자료(동의서)를 이용하여 대상자를 확인(개방형 질문)한 후 대기실에서 검사실로 이동시킨다.	
6 검사실에서 시술의와 간호사는 개방형 질문을 하여 대상자를 확인한다.	
7 대상자가 침대에 앉은 상태에서 리도카인 스프레이로 목 마취를 시행한다.	
8 대상자를 복와위(엎드린 자세)로 눕힌다. 마우스피스를 입에 물게 한 뒤 밴드를 이용하여 고정시킨다.	
9 산소포화도 감시장치를 연결한 후 시술의의 지시에 따라 비강캐뉼라를 이용하여 산소를 공급한다.	
10 시술의에게 대상자의 성별 · 나이 · 체중을 알린 후 진정제(Midazolam), 진경제(Hyspan), 진통제(Demerol) 용량을 처방받아 투약한다.	

시술 중

순서	내 용	행위 체크
1	시술의는 대상자의 진정 여부를 확인한 후 내시경을 삽입한다.	
2	간호사와 시술의는 대상자의 산소포화도를 지속적으로 모니터링 한다.	
3	간호사는 내시경 영상의 PACS 전송 여부를 확인한다.	
4	간호사는 내시경이 주유두부에 도달하면 0.9% 생리식염수로 채운 ERCP 도관에 유두선을 넣어 시술의에게 건넨다.	
5	시술의는 겸자구를 통해 ERCP도관을 주유두부에 위치시키고, 간호사는 유도선을 삽관하고, 위치 확인을 위하여 조영제를 주입한다.	
6	간호사는 유도선을 도관을 통해서 협착 부위 상부로 충분히 진입시킨 후 시술의는 유도선을 그대로 둔 채 도관을 제거한다.	
7	시술의는 협착 부위의 길이를 측정하여 사용할 배액관을 결정한다.	

8 간호사는 결정된 배액관과 밀기도관을 0.9% 생리식염수로 관류시킨다.

9 **배액관 삽입 방법**

① 10Fr 플라스틱 배액관(밀기도관 · 유도도관 일체형 사용)

a. 간호사는 oasis 도관에 플라스틱 배액관을 삽입하여 유도선을 따라 겸자구 앞까지 위치시킨다.

b. 시술의는 유도선을 따라 배액관의 선단부가 협착 부위의 하단에 도달하도록 밀어넣는다. 이때 간호사는 삽입되는 배액관 길이만큼 유도선을 제거한다.

c. 간호사는 밀기도관과 유도도관을 분리하여 밀기도관으로 배액관을 협착 부위 상단에 충분히 삽입될 때까지 밀어 넣으며, 배액관의 십이지장 쪽 날개가 십이지장에 적절히 위치하도록 조정한다.

d. 시술의는 위치한 배액관을 통해 담즙이 배출되는 것을 확인한다.

② 7Fr 플라스틱 배액관

a. 간호사는 유도선을 따라 플라스틱 배액관과 밀기도관을 차례로 내시경의 겸자구 입구까지 위치시킨다.

b. 시술의는 밀기도관을 이용하여 배액관을 협착 부위의 상단에 충분히 삽입될 때까지 밀어 넣는다. 이때 간호사는 삽입되는 배액관 길이만큼 유도선을 제거한다.

c. 배액관의 십이지장 쪽 날개가 십이지장에 적절히 위치하도록 조정한다.

d. 시술의는 위치한 배액관을 통해 담즙이 배출되는 것을 확인한다.

③ 금속 배액관

a. 시술의는 유도선을 따라 배액관의 선단이 협착 부위보다 상방에 충분히 위

	치할수 있도록 밀어 넣는다. 이때 간호사는 삽입되는 배액관 길이만큼 유도선을 제거한다. b. 간호사와 시술의는 배액관의 십이지장 쪽 끝부분이 십이지장 내에 잘 위치하도록 조절하기 위하여 proximal marker(yellow marker)를 확인한다. 간호사는 yellow marker가 움직이지 않도록 고정하며 배액관을 감싸고 있는 Sheath를 뒤로 잡아당겨 금속배액관을 방출시킨다.	
10	시술의와 간호사는 투시 영상과 내시경 영상을 확인하며 배액관이 원하는 곳에 삽입이 되면 간호사는 유도선과 유도도관, 밀기도관을 제거한다.	
11	시술이 끝나면 시술의는 내시경을 제거한다.	

시술 중

순서	내　　용	행위 체크
1	사용한 내시경은 bed side 세정을 시행한 후 마른 거즈를 대고 본체에서 분리하여 뚜껑이 있는 오염 전용 이송바구니에 담는다.	
2	마우스피스를 제거한 후 분비물을 닦아준다. 낙상 예방을 위하여 난간이 올려져 있는지 확인한다.	

3 처방 및 처치를 확인한다.	
4 산소포화도를 지속적으로 모니터링하며 회복실로 이송 후 회복실 담당자에게 환자 상태를 인계한다.	

내시경적 유두괄약근 절개술

EST : Endoscopic Sphincterotomy

시술 전

순서	내 용	행위 체크
1	내시경 본체에 내시경을 연결한 후 영상 상태, 송기·송수·흡인 작동 상태를 점검한다. ① **점검사항** : 화이트밸런스, 겸자마개, 흡인 버튼, 송기·송수 버튼 장착 여부, 흡인 라인 연결, 의료영상 저장 전송 시스템(PACS) 연결 ② **준비물품** : 검사용 베개, 방수포, 곡반, 마우스피스, 리도카인 스프레이, 거즈, 가소콜, 증류수, 효소거즈, 0.7% 효소세정액 ③ **시술물품** : 고주파 전기수술기기(예시 : ERBE), 접지용 Patient-plate, 유도선(guide wire), ERCP 도관, 유두절개도, 50mL syringe, 탄산가스송기기기 및 탄산가스 준비물품(탄산가스 전용 송기·송수버튼 및 water container, oil spray, 탄산가스 라인 필요), 20mL syringe – flushing용 0.9% 생리식염수, 30mL syringe – 0.9% 생리식염수 + 조영제 1:1혼합	
2	방사선 치료 침대에 시트를 덮는다. 베개 위에 방수포를 씌운 후 방수포 밑에 곡반을 받쳐 대상자의 분비물이 다른 곳으로 흐르지 않도록 한다.	
3	동의서를 확인한다(동의서 : 대상자 정보·시술명·대상자 서명).	
4	내시경 본체의 모니터·PACS PC에 대상자의 정보를 입력 한 후 내시경 영상 확인을 위한 테스트 촬영을 한다.	

5 객관적 자료(동의서)를 이용하여 대상자를 확인(개방형 질문)한 후 대기실에서 검사실로 이동시킨다.

6 검사실에서 시술의와 간호사는 개방형 질문을 하여 대상자를 확인한다.

7 대상자가 침대에 앉은 상태에서 리도카인 스프레이로 목 마취를 시행한다.

8 대상자를 복와위(엎드린 자세)로 눕힌다.
마우스피스를 입에 물게 한 뒤 밴드를 이용하여 고정시킨다.

9 산소포화도 감시 장치를 연결한 후 시술의의 지시에 따라 비강캐뉼라를 이용하여 산소를 공급한다.

10 고주파 전기수술기기를 모드에 맞게 준비하고, 대상자의 다리에 접지용 Patient-plate를 부착한다.

ERBE VIO300D 모드 예시

mode	ENDO CUT I
effect	2
cut duration	2
cut interval	4

11	시술의에게 대상자의 성별 · 나이 · 체중을 알린 후 진정제(Midazolam), 진경제(Hyspan), 진통제(Demerol) 용량을 처방받아 투약한다.	

시술 중

순서	내 용	행위 체크
1	시술의는 대상자의 진정 여부를 확인한 후 내시경을 삽입한다.	
2	간호사와 시술의는 대상자의 산소포화도를 지속적으로 모니터링 한다.	
3	간호사는 내시경영상의 PACS 전송 여부를 확인한다.	
4	간호사는 대상자의 다리에 접지용 patient-plate를 붙인다.	
5	간호사는 내시경이 주유두부에 도달하면 0.9% 생리식염수로 채운 유두절개도에 유도선을 넣어 시술의에게 건넨다.	

6 시술의는 겸자구를 통해 유두절개도를 담도에 위치한 후 위치 확인을 위하여 조영제를 주입한다.	
7 시술의는 고주파 전기수술 기기로 통전하여 십이지장 바터씨 팽대부(AOV : ampulla of vater)를 절개한다.	
8 시술의와 간호사는 바터씨 팽대부를 절개한 후 출혈 유무를 확인한다.	
9 시술의는 유도선과 유두절개도을 제거한다.	
10 시술이 끝나면 시술의는 내시경을 제거한다.	

시술 후

순서	내 용	행위 체크
1	사용한 내시경은 bed side 세정을 시행한 후 마른 거즈를 대고 본체에서 분리하여 뚜껑이 있는 오염 전용 이송바구니에 담는다.	
2	마우스피스를 제거한 후 분비물을 닦아준다. 낙상 예방을 위하여 난간이 올려져 있는지 확인한다.	
3	처방 및 처치를 확인한다.	
4	산소포화도를 지속적으로 모니터링하며 회복실로 이송 후 회복실 담당자에게 환자 상태를 인계한다.	

4 내시경적 유두 절제술

Papillectomy

시술 전

순서	내 용	행위 체크
1	내시경 본체에 내시경을 연결한 후 영상 상태, 송기·송수·흡인 작동 상태를 점검한다. ① **점검사항** : 화이트밸런스, 겸자마개, 흡인 버튼, 송기·송수 버튼 장착 여부, 흡인 라인 연결, 의료영상 저장 전송 시스템(PACS) 연결 ② **준비물품** : 검사용 베개, 방수포, 곡반, 마우스피스, 리도카인 스프레이, 거즈, 가소콜, 증류수, 50mL syringe, 효소거즈, 0.7% 효소세정액 ③ **시술물품** : 고주파 전기수술 기기(예시 : ERBE), 접지용 patient-plate, 유도선(guide wire), ERCP 도관, 올가미, trap, APC probe, 배액관, 밀기도관, 탄산가스 송기 기기 및 탄산가스 준비물품(탄산가스 전용 송기·송수버튼 및 water container, oil spray, 탄산가스 라인 필요) 20mL syringe – flushing용 0.9% 생리식염수, 30mL syringe – 0.9% 생리식염수 + 조영제 1:1 혼합	
2	방사선 치료 침대에 시트를 덮는다. 베개 위에 방수포를 씌운 후 방수포 밑에 곡반을 받쳐 대상자의 분비물이 다른 곳으로 흐르지 않도록 한다.	
3	동의서를 확인한다(동의서 : 대상자 정보·시술명·대상자 서명).	
4	내시경 본체의 모니터·PACS PC에 대상자의 정보를 입력 한 후 내시경 영상 확인을 위한 테스트 촬영을 한다.	

5 객관적 자료(동의서)를 이용하여 대상자를 확인(개방형 질문)한 후 대기실에서 검사실로 이동시킨다.	
6 검사실에서 시술의와 간호사는 개방형 질문을 하여 대상자를 확인한다.	
7 대상자가 침대에 앉은 상태에서 리도카인 스프레이로 목 마취를 시행한다.	
8 대상자를 복와위(엎드린 자세)로 눕힌다. 마우스피스를 입에 물게 한 뒤 밴드를 이용하여 고정시킨다.	
9 산소포화도 감시장치를 연결한 후 시술의의 지시에 따라 비강캐뉼라를 이용하여 산소를 공급한다.	
10 고주파 전기수술기기를 모드에 맞게 준비하고, 대상자의 다리에 접지용 Patient-plate를 부착한다.	

ERBE VIO300D 모드 예시

mode	ENDO CUT I
effect	2
cut duration	2
cut interval	4

11	시술의에게 대상자의 성별 · 나이 · 체중을 알린 후 진정제(Midazolam), 진경제(Hyspan), 진통제(Demerol) 용량을 처방받아 투약한다.	

시술 중

순서	내 용	행위 체크
1	시술의는 대상자의 진정 여부를 확인한 후 내시경을 삽입한다.	
2	간호사와 시술의는 대상자의 산소포화도를 지속적으로 모니터링 한다.	
3	간호사는 내시경 영상의 PACS 전송 여부를 확인한다.	
4	간호사는 대상자의 다리에 접지용 patient-plate를 붙인 후, 흡인 라인에 대상자 정보라벨을 부착한 trap을 연결한다.	
5	간호사는 내시경이 주유두부에 도달하면 0.9% 생리식염수로 채운 ERCP 도관에 0.9% 생리식염수를 넣어 시술의에게 건넨다.	

6 시술의는 겸자구를 통해 ERCP 도관을 팽대부에 위치시키고, 간호사는 유도선을 췌관 내로 삽입하여, 위치 확인을 위하여 조영제를 주입한다.

7 간호사는 췌관 내로 삽입된 유도선이 빠지지 않게 유지하고, 시술의는 ERCP 도관을 겸자구 밖으로 빼낸다.

8 간호사는 올가미를 개방하여 올가미 안으로 유도선을 통과시켜 겸자구 앞까지 삽입하고, 시술의는 올가미를 팽대부 앞에 위치시킨다.

9 간호사는 시술의의 지시에 따라 올가미를 개방하여 병변을 잡은 후 고수파 선기수술 기기로 통전하여 절제한다.

10 간호사는 췌관 내로 삽입된 유도선이 빠지지 않게 유지하고, 시술의는 올가미를 겸자구 밖으로 빼낸다.

11 간호사는 유도선을 따라 플라스틱 배액관과 밀기도관을 차례로 내시경의 겸자구 입구까지 위치시킨다.

15 시술의는 유도선을 따라 배액관을 밀기도관을 이용하여 밀어 넣는다. 이때 간호사는 삽입되는 배액관 길이만큼 유도선을 제거한다. 배액관의 십이지장 쪽 날개

	가 췌관에 적절히 위치하도록 조정한다.	
13	배액관이 원하는 곳에 삽입이 되면 유도선과 밀기도관을 제거한다.	
14	필요시 시술의의 지시에 따라 아르곤 플라즈마 응고 소작술을 시행한다.	
15	시술이 끝나면 시술의는 내시경을 제거한다.	

시술 후

순서	내 용	행위 체크
1	내시경은 bed side 세정을 시행한 후 마른 거즈를 대고 본체에서 분리하여 뚜껑이 있는 오염 전용 이송바구니에 담는다.	
2	마우스피스를 제거한 후 분비물을 닦아준다. 낙상 예방을 위하여 난간이 올려져 있는지 확인한다.	
3	처방 및 처치를 확인한다.	

4 산소포화도를 지속적으로 모니터링하며 회복실로 이송 후 회복실 담당자에게 환자 상태를 인계한다.	

5 담도 이물 제거술
Removal of Foreign Body

시술 전

순서	내 용	행위 체크
1	내시경 본체에 내시경을 연결한 후 영상 상태, 송기 · 송수 · 흡인 작동 상태를 점검한다. ① **점검사항** : 화이트밸런스, 겸자마개, 흡인버튼, 송기 · 송수 버튼 장착 여부, 흡인 라인 연결, 의료영상 저장 전송 시스템(PACS) 연결 ② **준비물품** : 검사용 베개, 방수포, 곡반, 마우스피스, 리도카인 스프레이, 거즈, 기포제거제, 증류수, 50mL syringe, 효소거즈, 0.7% 효소세정액 ③ **시술물품** : 이물질 제거용 겸자, 이물제거용 바스켓	
2	베개 위에 방수포를 씌운 후 방수포 밑에 곡반을 받쳐 대상자의 분비물이 다른 곳으로 흐르지 않도록 한다.	
3	동의서를 확인한다(동의서 : 대상자 정보 · 시술명 · 대상자 서명).	
4	내시경 본체의 모니터 · PACS PC에 대상자의 정보를 입력 한 후 내시경 영상 확인을 위한 테스트 촬영을 한다.	
5	객관적 자료(동의서)를 이용하여 대상자 확인(개방형 질문)을 한 후 대상자를 대기실에서 검사실로 이동시킨다.	

6 검사실에서 시술의와 간호사는 개방형 질문을 하여 대상자를 확인한다.	
7 대상자가 침대에 앉은 상태에서 리도카인 스프레이로 목 마취를 시행한다.	
8 대상자를 좌측위로 눕힌다. 마우스피스를 입에 물게 한 뒤 밴드를 이용하여 고정시킨다.	
9 산소포화도 감시장치를 연결한 후 시술의의 지시에 따라 비강캐뉼라를 이용하여 산소를 공급한다.	
10 진정내시경 시 시술의에게 대상자의 성별 · 나이 · 체중을 알린 후 진정제(Midazolam) 용량을 처방받아 투약한다.	

시술 중

순서	내 용	행위 체크
1	진정내시경 시 시술의는 대상자의 진정 여부를 확인한 후 시술을 시작한다.	
2	간호사와 시술의는 대상자의 산소포화도를 지속적으로 모니터링 한다.	
3	간호사는 내시경 영상의 PACS 전송 여부를 확인한다.	
4	시술의는 이물을 확인한 후 액세서리(이물질 제거용 겸자 또는 이물제거용 바스켓)를 겸자구를 통해 삽입한다.	
5	간호사는 액세서리의 핸들을 조작하여 이물을 잡고, 내시경과 함께 꺼낸다.	

시술 후

순서	내 용	행위 체크
1	사용한 내시경은 bed side 세정을 시행한 후 마른 거즈를 대고 본체에서 분리하여 뚜껑이 있는 오염 전용 이송바구니에 담는다.	
2	마우스피스를 제거한 후 분비물을 닦아준다. 낙상 예방을 위하여 난간이 올려져 있는지 확인한다.	
3	처방 및 처치를 확인한다.	
4	산소포화도를 지속적으로 모니터링하며 회복실로 이송 후 회복실 담당자에게 환자 상태를 인계한다.	

6 역행성 담췌관 내시경적 담(췌)관 조영술

ERCP : Endoscopic Retrograde Cholangiopancreatography

시술 전

순서	내 용	행위 체크
1	내시경 본체에 내시경을 연결한 후 영상 상태, 송기·송수·흡인 작동 상태를 점검한다. ① **점검사항** : 화이트밸런스, 겸자마개, 흡인 버튼, 송기·송수 버튼 장착 여부, 흡인 라인 연결, 의료영상 저장 전송 시스템(PACS) 연결 ② **준비물품** : 검사용 베개, 방수포, 곡반, 마우스피스, 리도카인 스프레이, 거즈, 기포제거제, 증류수, 50mL syringe, 효소거즈, 0.7% 효소세정액 ③ **시술물품** : 유도선(guide wire), ERCP 도관, 탄산가스송기기기 및 탄산가스 준비물품(탄산가스 전용 송기·송수버튼 및 water container, oil spray, 탄산가스 라인 필요), 20mL syringe - flushing용 0.9% 생리식염수, 30mL syringe - 0.9% 생리식염수 + 조영제 1:1 혼합	
2	방사선 치료 침대에 시트를 덮는다. 베개 위에 방수포를 씌운 후 방수포 밑에 곡반을 받쳐 대상자의 분비물이 다른 곳으로 흐르지 않도록 한다.	
3	동의서를 확인한다(동의서 : 대상자 정보·시술명·대상자 서명).	
4	내시경 본체의 모니터·PACS PC에 대상자의 정보를 입력한 후 내시경 영상 확인을 위한 테스트 촬영을 한다.	

5 객관적 자료(동의서)를 이용하여 대상자 확인(개방형 질문)을 한 후 대상자를 대기실에서 검사실로 이동시킨다.	
6 검사실에서 시술의와 간호사는 개방형 질문을 하여 대상자를 확인한다.	
7 대상자가 침대에 앉은 상태에서 리도카인 스프레이로 목 마취를 시행한다.	
8 대상자를 복와위(엎드린 자세)로 눕힌다. 마우스피스를 입에 물게 한 뒤 밴드를 이용하여 고정시킨다.	
9 산소포화도 감시 장치를 연결한 후 시술의의 지시에 따라 비강캐뉼라를 이용하여 산소를 공급한다.	
10 시술의에게 대상자의 성별 · 나이 · 체중을 알린 후 진정제(Midazolam), 진경제(Hyspan), 진통제(Demerol) 용량을 처방받아 투약한다.	

시술 중

순서	내 용	행위체크
1	시술의는 대상자의 진정 여부를 확인한 후 내시경을 삽입한다.	
2	간호사와 시술의는 대상자의 산소포화도를 지속적으로 모니터링 한다.	
3	간호사는 내시경 영상의 PACS 전송 여부를 확인한다.	
4	간호사는 내시경이 주유두부에 도달하면 0.9% 생리식염수로 채운 ERCP 도관에 유도선을 넣어 시술의에게 건넨다.	
5	시술의는 겸자구를 통해 ERCP 도관을 십이지장 유두부에 위치시키고, 간호사는 유도선을 삽관하고, 위치확인을 위하여 조영제를 주입한다.	
6	시술의는 병변의 상태와 이상 유무를 확인하고, 유도선과 ERCP 도관을 제거한다.	
7	시술이 끝나면 시술의는 내시경을 제거한다.	

시술 후

순서	내 용	행위 체크
1	사용한 내시경은 bed side 세정을 시행한 후 마른 거즈를 대고 본체에서 분리하여 뚜껑이 있는 오염 전용 이송 바구니에 담는다.	
2	마우스피스를 제거한 후 분비물을 닦아준다. 낙상 예방을 위하여 난간이 올려져 있는지 확인한다.	
3	처방 및 처치를 확인한다.	
4	산소포화도를 지속적으로 모니터링하며 회복실로 이송 후 회복실 담당자에게 환자 상태를 인계한다.	

7 역행성 담췌관 내시경적 담(췌)석 제거술

Endoscopic Retrograde Cholangiopancreatography Stone Remove

시술 전

순서	내 용	행위 체크
1	내시경 본체에 내시경을 연결한 후 영상 상태, 송기·송수·흡인 작동 상태를 점검한다. ① **점검사항** : 화이트밸런스, 겸자마개, 흡인 버튼, 송기·송수 버튼 장착 여부, 흡인 라인 연결, 의료영상 저장 전송 시스템(PACS) 연결 ② **준비물품** : 검사용 베개, 방수포, 곡반, 마우스피스, 리도카인 스프레이, 거즈, 가소콜, 증류수, 50mL syringe, 효소거즈, 0.7% 효소세정액 ③ **시술물품** : 유도선(guide wire), ERCP 도관, 담석제거용 바스켓, 담석제거용 풍선도관, 탄산가스송기기기 및 탄산가스 준비물품(탄산가스 전용 송기·송수버튼 및 water container, oil spray, 탄산가스 라인 필요), 20mL syringe – flushing용 0.9% 생리식염수, 30mL syringe – 0.9% 생리식염수+조영제 1:1 혼합	
2	방사선 치료 침대에 시트를 덮는다. 베개 위에 방수포를 씌운 후 방수포 밑에 곡반을 받쳐 대상자의 분비물이 다른 곳으로 흐르지 않도록 한다.	
3	동의서를 확인한다(동의서 : 대상자 정보·시술명·대상자 서명).	
4	내시경 본체의 모니터·PACS PC에 대상자의 정보를 입력한 후 내시경 영상 확인을 위한 테스트 촬영을 한다.	

5 객관적 자료(동의서)를 이용하여 대상자 확인(개방형 질문)을 한 후 대상자를 대기실에서 검사실로 이동시킨다.	
6 검사실에서 시술의와 간호사는 개방형 질문을 하여 대상자를 확인한다.	
7 대상자가 침대에 앉은 상태에서 리도카인 스프레이로 목 마취를 시행한다.	
8 대상자를 복와위(엎드린 자세)로 눕힌다. 마우스피스를 입에 물게 한 뒤 밴드를 이용하여 고정시킨다.	
9 산소포화도 감시장치를 연결한 후 시술의의 지시에 따라 비강캐뉼라를 이용하여 산소를 공급한다.	
10 시술의에게 대상자의 성별 · 나이 · 체중을 알린 후 진정제(Midazolam), 진경제(Hyspan), 진통제(Demerol) 용량을 처방받아 투약한다.	

시술 중

순서	내 용	행위 체크
1	시술의는 대상자의 진정 여부를 확인한 후 내시경을 삽입한다.	
2	간호사와 시술의는 대상자의 산소포화도를 지속적으로 모니터링 한다.	
3	간호사는 내시경 영상의 PACS 전송 여부를 확인한다.	
4	간호사는 내시경이 십이지장 유두부에 도달하면 0.9% 생리식염수로 채운 ERCP 도관에 유도선을 넣어 시술의에게 건넨다.	
5	시술의는 겸자구를 통해 ERCP 도관을 십이지장 유두부에 위치시키고, 간호사는 유도선을 삽관하고 위치 확인을 위하여 조영제를 주입한다.	
6	시술의는 유도선과 ERCP 도관을 겸자구 밖으로 빼낸다.	
7	시술의는 담석제거용 바스켓을 이용하여 담석을 제거한다.	

8	시술의는 겸자구를 통해 ERCP 도관을 십이지장 유두부에 위치시키고, 간호사는 유도선을 삽관하고 위치 확인을 위하여 조영제를 주입한다.	
9	간호사는 담관 내로 삽입된 유도선이 빠지지 않게 유지하고, 시술의는 ERCP 도관을 겸자구 밖으로 빼낸다.	
10	간호사는 0.9% 생리식염수로 관류시킨 담석제거용 풍선도관을 유도선을 따라 겸자구 앞까지 위치시키고 시술의는 담관 내로 삽입한다.	
11	간호사는 시술의의 지시에 따라 풍선을 확장하고, 시술의는 풍선을 이용하여 담석을 제거한다. 간호사는 풍선을 축소한다.	
12	시술의는 조영제를 주입하여 투시영상으로 담석 제거 여부를 확인한 후 유도선과 담석 제거용 풍선도관을 제거한다.	
13	시술이 끝나면 시술의는 내시경을 제거한다.	

시술 후

순서	내 용	행위 체크
1	사용한 내시경은 bed side 세정을 시행한 후 마른 거즈를 대고 본체에서 분리하여 뚜껑이 있는 오염 전용 이송 바구니에 담는다.	
2	마우스피스를 제거한 후 분비물을 닦아준다. 낙상 예방을 위하여 난간이 올려져 있는지 확인한다.	
3	처방 및 처치를 확인한다.	
4	산소포화도를 지속적으로 모니터링하며 회복실로 이송 후 회복실 담당자에게 환자 상태를 인계한다.	

8 가성낭종배액술
Pseudocyst Drainage

시술 전

순서	내 용	행위 체크
1	EUS 본체에 내시경을 연결한 후 영상상태, 송기·송수·흡인 작동상태를 점검한다. ① **점검사항** : 화이트밸런스, 겸자마개, 흡인 버튼, 송기·송수 버튼 장착 여부, 흡인 라인 연결, 의료영상 저장 전송 시스템(PACS) 연결 ② **준비물품** : 검사용 베개, 방수포, 곡반, 마우스피스, 리도카인 스프레이, 거즈, 기포제거제, 증류수, 50mL syringe, 효소거즈, 0.7% 효소세정액 ③ **시술물품** : 유도선(guide wire), ERCP 도관, 19G FNA needle , 플라스틱 배액관, 탄산가스 송기 기기 및 탄산가스 준비물품(탄산가스 전용 송기·송수버튼 및 water container, oil spray, 탄산가스 라인 필요), 20mL syringe - flushing용 0.9% 생리식염수, 30mL syringe - 0.9% 생리식염수 + 조영제 1:1 혼합	
2	방사선 치료 침대에 시트를 덮는다. 베개 위에 방수포를 씌운 후 방수포 밑에 곡반을 받쳐 대상자의 분비물이 다른 곳으로 흐르지 않도록 한다.	
3	동의서를 확인한다(동의서 : 대상자 정보·시술명·대상자 서명).	
4	EUS 본체의 모니터·PACS PC에 대상자의 정보를 입력 한 후 내시경 영상 확인을 위한 테스트 촬영을 한다.	

5 객관적 자료(동의서)를 이용하여 대상자를 확인(개방형 질문)한 후 대기실에서 검사실로 이동시킨다.	
6 검사실에서 시술의와 간호사는 개방형 질문을 하여 대상자를 확인한다.	
7 대상자가 침대에 앉은 상태에서 리도카인 스프레이로 목 마취를 시행한다.	
8 대상자를 복와위(엎드린 자세)로 눕힌다. 마우스피스를 입에 물게 한 뒤 밴드를 이용하여 고정시킨다.	
9 산소포화도 감시 장치를 연결한 후 시술의의 지시에 따라 비강캐뉼라를 이용하여 산소를 공급한다.	
10 시술의에게 대상자의 성별 · 나이 · 체중을 알린 후 진정제(Midazolam), 진경제(Hyspan), 진통제(Demerol) 용량을 처방받아 투약한다.	

시술 중

순서	내 용	행위 체크
1	시술의는 대상자의 진정 여부를 확인한 후 내시경을 삽입한다.	
2	간호사와 시술의는 대상자의 산소포화도를 지속적으로 모니터링 한다.	
3	간호사는 내시경영상의 PACS 전송 여부를 확인한다.	
4	시술의가 초음파로 병변을 확인하면 간호사는 19G FNA needle을 시술의에게 건넨다.	
5	시술의는 겸자구 마개를 제거한 후 19G FNA needle를 겸자구를 통하여 삽입한다.	
6	시술의가 19G FNA needle을 이용하여 병변 부위를 천자하면 간호사는 stylet을 제거하고 알코올 솜으로 닦아 멸균포에 보관한다. 간호사는 시술의의 요구하는 음압을 걸어 낭종내액을 흡인한다.	
7	간호사는 음압 syringe 제거 후 19G FNA needle을 통하여 유도선을 낭종 내	

로 삽입한다.

8 간호사는 삽입된 유도선이 빠지지 않게 유지하고, 동시에 시술의는 19G FNA needle을 겸자구 밖으로 빼낸다.

9 **배액관 삽입방법**

① 7Fr 플라스틱 배액관

a. 간호사는 유도선을 따라 플라스틱 배액관과 밀기도관을 차례로 내시경의 겸자구 입구까지 위치시킨다.

b. 시술의는 밀기도관을 이용하여 배액관을 낭종 내에 배치시킨다.

② 금속 배액관

a. 시술의는 유도선을 따라 배액관의 선단이 협착 부위보다 상방에 충분히 위치할 수 있도록 밀어 넣는다. 이때 간호사는 삽입되는 배액관 길이만큼 유도선을 제거한다.

b. 간호사와 시술의는 배액관의 십이지장 쪽 끝부분이 십이지장 내에 잘 위치하도록 조절하기 위하여 proximal marker(yellow marker)를 확인한다. 간호사는 yellow marker가 움직이지 않도록 고정하며 배액관을 감싸고 있는 Sheath를 뒤로 잡아당겨 금속배액관을 방출시킨다.

10 시술의와 간호사는 투시 영상과 내시경 영상을 확인하며 배액관이 원하는 곳에 삽입이 되면 간호사는 유도선과 유도도관, 밀기도관을 제거한다.

11	시술이 끝나면 시술의는 내시경을 제거한다.	

시술 후

순서	내 용	행위 체크
1	사용한 내시경은 bed side 세정을 시행한 후 마른 거즈를 대고 본체에서 분리하여 뚜껑이 있는 오염 전용 이송 바구니에 담는다.	
2	마우스피스를 제거한 후 분비물을 닦아준다. 낙상 예방을 위하여 난간이 올려져 있는지 확인한다.	
3	처방 및 처치를 확인한다.	
4	산소포화도를 지속적으로 모니터링하며 회복실로 이송 후 회복실 담당자에게 환자 상태를 인계한다.	

9 담도경
Choledococoscopy

시술 전

순서	내 용	행위 체크
1	내시경 본체에 내시경을 연결한 후 영상 상태, 송기·송수·흡인 작동 상태를 점검한다. 전기 수압쇄석기(EHL : electrohydraulic lithotripsy)의 작동 상태를 점검한다. ① **점검사항** : 화이트밸런스, 겸자마개, 흡인 버튼, 송기·송수 버튼 장착 여부, 흡인 라인 연결, 의료영상 저장 전송 시스템(PACS) 연결 ② **준비물품** : 검사용 베개, 효소거즈, 0.7% 효소세정액 ③ **시술물품** : 소공포, 수술용 시트, 수술용 가운, suture set, 멸균 거즈(4×4), Y-거즈(2×2), 0.9% 생리식염수 1L, 도뇨관, lidocaine 2%, nylon 3-0, 1mL syringe, 일회용 방수 시트, 멸균장갑, 포비돈, 수액 세트(extension tube, 3-way), 유도선(guid wire), 전기 수압쇄석기(EHL; electrohydraulic lithotripsy), EHL 탐촉자, 0.9% 생리식염수가 연결된 수액세트, 20mL syringe - flushing용 0.9% 생리식염수, 30mL syringe - 0.9% 생리식염수+조영제 1:1 혼합	
2	시술 10분 전 담도내시경을 소독한다.	
3	담도내시경에 Video Camera Head(OVC 200 올림푸스)를 연결한 후 본체에 연결한다.	

4 소독된 내시경에 0.9% 생리식염수로 연결된 수액 세트를 연결한다.	
5 방사선 치료 침대 위에 일회용 방수 시트를 펴고, 수술용 시트로 덮는다.	
6 동의서를 확인한다(동의서 : 대상자 정보 · 시술명 · 대상자 서명).	
7 내시경 본체의 모니터 · PACS PC에 대상자의 정보를 입력 한 후 내시경 영상 확인을 위한 테스트 촬영을 한다.	
8 객관적 자료(동의서)를 이용하여 대상자 확인(개방형 질문)을 한 후 대상자를 대기실에서 검사실로 이동시킨다.	
9 검사실에서 시술의와 간호사는 개방형 질문을 하여 대상자를 확인한다.	
10 대상자를 앙와위로 눕힌다. 수술용 시트를 덮어 시술 부위만 노출되도록 한다.	
11 산소포화도 감시장치를 연결한 후 시술의의 지시에 따라 비강캐뉼라를 이용하여 산소를 공급한다.	

12	시술의와 간호사는 수술용 가운을 입고, 멸균장갑을 착용한다.	
13	시술의에게 대상자의 성별 · 나이 · 체중을 알린 후 진정제(Midazolam) 용량을 처방받아 투약한다.	

시술 중

순서	내 용	행위 체크
1	시술의는 대상자의 진정 여부를 확인한 후 내시경을 삽입한다.	
2	간호사와 시술의는 대상자의 산소포화도를 지속적으로 모니터링 한다.	
3	간호사는 내시경영상의 PACS 전송 여부를 확인한다.	
4	간호사는 suture set를 열어 bowl에 포비돈을 오염되지 않도록 담는다.	

5	시술의가 시술 부위를 소독하고 경피경간 담도배액관(PTBD) 안쪽으로 유도선을 삽입한다.	
6	시술의는 유도선만 남겨두고 경피경간 담도배액관(PTBD) 제거한다.	
7	시술의는 유도선을 따라서 내시경을 삽입하고 간호사는 내시경 진입의 윤활유 역할과 시야 확보를 위하여 0.9% 생리식염수를 최고 속도로 주입한다.	
8	필요 시 시술의는 내시경이 적절한 담관에 도달했는지 확인하기 위하여 조영제를 주입한 후 투시 영상을 관찰한다.	
9	간호사는 EHL과 EHL 탐촉자를 연결하여 시술의에게 건네고, 시술의는 EHL 탐촉자를 겸자구 내로 삽입한다.	
10	시술의는 전기쇄석기 통전용 발판을 밟아 EHL 탐촉자를 이용하여 담석을 쇄석한다.	
11	시술의는 쇄석된 담석을 흡인하거나 담석제거용 바스켓을 이용하여 제거한다.	

12	시술의는 겸자구를 통하여 유도선을 삽입한 후 유도선을 남기고 내시경을 제거한다.	
13	시술의는 유도선을 따라 "nelaton catheter"를 삽입하여 유지한 후 유도선을 제거한다.	

시술 후

순서	내 용	행위 체크
1	Nelaton catheter 주위를 포비돈 소독 후 Y-거즈로 고정시키고, nelaton catheter를 U자로 돌려서 플라스터로 고정한 후, 담즙 주머니를 연결한다.	
2	낙상 예방을 위하여 난간이 올려져 있는지 확인한다.	
3	사용한 내시경은 bed side 세정을 시행한 후 마른 거즈를 대고 본체에서 분리하여 뚜껑이 있는 오염 전용 이송바구니에 담는다.	
4	처방 및 처치를 확인한다.	

5	산소포화도를 지속적으로 모니터링하며 회복실로 이송 후 회복실 담당자에게 환자 상태를 인계한다.	

10 미세침 흡인술
FNA : Fine Needle Aspiration

검사 전

순서	내 용	행위 체크
1	내시경 본체에 내시경을 연결한 후 영상상태, 송기 · 송수 · 흡인 작동 상태를 점검한다. ① **점검사항** : 화이트밸런스, 겸자마개, 흡인 버튼, 송기 · 송수 버튼 장착 여부, 흡인 라인 연결, Balloon 장착 여부, 의료영상 저장 전송 시스템(PACS) 연결 ② **준비물품** : 멸균포, 검사용 베개, 방수포, 곡반, 마우스피스, 리도카인 스프레이, 거즈, 기포제거제, 증류수, 50mL syringe, 효소거즈, 0.7% 효소세정액 ③ **검사물품** : ALOKA, FNA needle, balloon applicator, balloon(MAJ-213), water pump, 0.9% 생리식염수, 10mL syringe, cytorich	
2	방사선 치료 침대에 시트를 덮는다. 베개 위에 방수포를 씌운 후 방수포 밑에 곡반을 받쳐 대상자의 분비물이 다른 곳으로 흐르지 않도록 한다.	
3	동의서를 확인한다(동의서 : 대상자 정보 · 검사명 · 대상자 서명).	
4	내시경 본체의 모니터 · PACS PC에 대상자의 정보를 입력한 후 내시경 영상 확인을 위한 테스트 촬영을 한다.	

5 객관적 자료(동의서)를 이용하여 대상자 확인(개방형 질문)을 한 후 대기실에서 검사실로 이동시킨다.	
6 검사실에서 검사의와 간호사는 개방형 질문을 하여 대상자를 확인한다.	
7 대상자가 침대에 앉은 상태에서 리도카인 스프레이로 목 마취를 시행한다.	
8 대상자를 좌측위로 눕힌다. 마우스피스를 입에 물게 한 뒤 밴드를 이용하여 고정시킨다.	
9 산소포화도 감시장치를 연결한 후 시술의의 지시에 따라 비강캐뉼라를 이용하여 산소를 공급한다.	
10 검사의에게 대상자의 성별 · 나이 · 체중을 알린 후 진정제(Midazolam), 진경제(Hyspan), 진통제(Demerol) 용량을 처방받아 투약한다.	

검사 중

순서	내 용	행위 체크
1	검사의는 대상자의 진정 여부를 확인한 후 내시경을 삽입한다.	
2	간호사와 검사의는 대상자의 산소포화도를 지속적으로 모니터링 한다.	
3	간호사는 내시경 영상과 ALOKA 영상의 전송 여부를 확인한다.	
4	검사의가 초음파로 병변을 확인하면 간호사는 FNA needle을 검사의에게 건넨다.	
5	검사의는 겸자구 마개를 제거한 후 FNA needle를 겸자구를 통하여 삽입한다.	
6	검사의가 FNA needle을 이용하여 병변 부위를 천자하면 간호사는 stylet을 제거하고 알코올 솜으로 닦아 멸균포에 보관한다.	
7	간호사는 검사의가 요구하는 음압을 걸어준다.	

8 검사의는 천자가 끝나면 FNA needle을 겸자구 밖으로 빼낸다.	
9 간호사는 FNA needle의 끝을 검사의에게 건넨다.	
10 간호사는 FNA needle의 safety ring 나사를 풀어 needle을 나오게 한 뒤 고정한다.	
11 간호사는 FNA needle 안에 stylet을 넣어 조직 고정액에 조직을 채취한다. 다시 stylet을 제거하고 0.9% 생리식염수를 관류시켜 내관에 남아있는 조직을 채취한다.	
12 간호사는 고정한 safety ring 나사를 풀어서 needle을 안으로 넣고, 0.9% 생리식염수를 관류시킨 후, syringe로 공기를 주입하여 내관을 비운다.	
13 추가 천자 시 간호사는 stylet을 FNA needle로 다시 넣어 검사의에게 건넨다. **5 ~ 13번 과정을 2~3회 반복한다.**	
14 검사가 끝나면 검사의는 내시경을 제거한다.	

검사 후

순서	내 용	행위 체크
1	사용한 내시경은 bed side 세정을 시행한 후 마른 거즈를 대고 본체에서 분리하여 뚜껑이 있는 오염 전용 이송바구니에 담는다.	
2	마우스 피스를 제거한 후 분비물을 닦아준다. 낙상 예방을 위하여 난간이 올려져있는지 확인한다.	
3	처방 및 처치를 확인한다.	
4	산소포화도를 지속적으로 모니터링하며 회복실로 이송 후 회복실 담당자에게 환자 상태를 인계한다.	

Ⅲ 하부

1. 대장 내시경
2. 하부위장관 폴립절제술
3. 하부위장관 점막하 박리술
4. 결장 · 직장출혈 지혈술
5. 하부위장관 협착 확장술
6. 하부위장관 풍선 확장술
7. 하부위장관 이물 제거술

1 대장 내시경
Colonoscopy/Sigmoidoscopy

검사 전

순서	내 용	행위 체크
1	내시경 본체에 내시경을 연결한 후 영상 상태, 송기 · 송수 · 흡인 작동 상태를 점검한다. ① **점검사항** : 화이트밸런스, 겸자마개, 흡인 버튼, 송기 · 송수 버튼 장착 여부, 흡인 라인 연결, 의료영상 저장 전송 시스템(PACS) 연결 ② **준비물품** : 일회용 방수시트, 수용성 젤리, 거즈, 50mL syringe, 기포제거제, 증류수, 효소거즈, 0.7% 효소세정액	
2	검사침대 위에 일회용 방수 시트를 펴놓는다.	
3	동의서를 확인한다(동의서 : 대상자 정보 · 검사명 · 대상자 서명).	
4	내시경 본체의 모니터 · PACS PC에 대상자의 정보를 입력 한 후, 내시경 영상 확인을 위하한 테스트 촬영을 한다.	
5	객관적 자료(동의서)를 이용하여 대상자를 확인(개방형질문)한 후 대기실에서 검사실로 이동시킨다.	
6	검사실에서 검사의와 간호사는 개방형 질문을 하여 대상자를 확인한다.	

7	대상자를 좌측위로 눕힌 후 양쪽 무릎을 굽혀 가슴 부위로 당기도록 한다. 대상자의 사생활 보호를 위하여 검사 부위를 최소한으로 노출시킨다.	
8	산소포화도 감시장치를 연결한 후 검사의의 지시에 따라 비강캐뉼라를 이용하여 산소를 공급한다.	
9	진정내시경 시 검사의에게 대상자의 성별 · 나이 · 체중을 알린 후 진정제(Midazolam) 용량을 처방받아 투약한다.	

검사 중

순서	내 용	행위 체크
1	진정내시경 시 검사의는 대상자의 진정 여부를 확인한 후 내시경을 삽입한다.	
2	간호사와 시술의는 대상자의 산소포화도를 지속적으로 모니터링 한다.	
3	간호사는 내시경영상의 PACS 전송 여부를 확인한다.	

4	간호사는 조직검사가 필요한 경우 조직검사 준비 세트(조직고정판, needle, 포르말린)를 준비한다. **조직검사 순서** ① 검사의는 생검용 겸자를 겸자구에 삽입한다. ② 간호사는 병변의 조직 또는 용종을 절제 후 조직 고정판에 놓고 조직의 크기와 개수를 확인한다. ③ 간호사는 대상자를 확인하고, 포르말린통에 대상자의 정보 라벨을 부착한 후 조직을 담는다.	
5	검사가 끝나면 검사의는 내시경을 제거한다.	

검사 후

순서	내 용	행위 체크
1	사용한 내시경은 bed side 세정을 시행한 후 마른 거즈를 대고 본체에서 분리하여 뚜껑이 있는 오염 전용 이송바구니에 담는다.	
2	대상자의 침상정리를 하며 낙상 예방을 위하여 난간이 올려져 있는지 확인한다.	

3 처방 및 처치를 확인한다.	
4 진정내시경일 경우 산소포화도를 지속적으로 모니터링하며 회복실로 이송 후, 회복실 담당자에게 환자 상태를 인계한다.	
5 **검사 후 교육** : 「검사 후 안내지」를 이용하여 주의사항을 교육한다. **검사 후 안내지 내용** : 검사 후 나타날 수 있는 증상 및 주의사항, 조직검사 후 주의사항(예시 : 진정내시경 관련, 조직검사 후 출혈, 복부 통증. 식이 등)	

2 하부위장관 폴립 절제술

EMR : Endoscopic Mucosal Resection

시술 전

순서	내 용	행위 체크
1	내시경 본체에 내시경을 연결한 후 영상 상태, 송기 · 송수 · 흡인 작동 상태를 점검한다. ① **점검사항** : 화이트밸런스, 겸자마개, 흡인 버튼, 송기 · 송수 버튼 장착 여부, 흡인 라인 연결, 의료영상 저장 전송 시스템(PACS) 연결 ② **준비물품** : 일회용 방수 시트, 수용성 젤리, 거즈, 50mL syringe, 기포제거제, 증류수, 효소거즈, 0.7% 효소세정액 ③ **시술물품** : 고주파 전기수술기기(예시 : ERBE), injector, snare, trap **Hypertonic saline 용액(예시)** a. Epinephrine 1amp + N · S 100mL + Carmine 0.5mL 혼합 b. Cerol 500mL + Epinephrine 5amp + Carmine 0.5mL 혼합 c. Hyaluronic acid 10mL + Carmine 0.1mL 혼합	
2	검사 침대 위에 일회용 방수 시트를 펴놓는다.	
3	동의서를 확인한다(동의서 : 대상자 정보 · 시술명 · 대상자 서명).	
4	내시경 본체의 모니터 · PACS PC에 대상자의 정보를 입력 한 후 내시경 영상 확인을 위한 테스트 촬영을 한다.	

5 객관적 자료(동의서)를 이용하여 대상자를 확인(개방형 질문)한 후 대기실에서 검사실로 이동시킨다.

6 검사실에서 시술의와 간호사는 개방형 질문을 하여 대상자를 확인한다.

7 대상자를 좌측위로 눕힌 후 양쪽 무릎을 굽혀 가슴 부위로 당기도록 한다. 대상자의 사생활 보호를 위하여 검사 부위를 최소한으로 노출시킨다.

8 산소포화도 감시장치를 연결한 후 시술의의 지시에 따라 비강캐뉼라를 이용하여 산소를 공급한다.

9 진정내시경시 시술의에게 대상자의 성별 · 나이 · 체중을 알린 후 진정제(Midazolam), 진경제(Hyspan), 진통제(Demerol) 용량을 처방받아 투약한다.

10 고주파 전기수술기기

ERBE VIO300D 모드 예시

mode	ENDO CUT Q	MODE	soft coag
effect	2	effect	6
cut duration	2	max. watts	80
cut interval	3		

시술 중

순서	내 용	행위 체크
1	진정내시경 시 시술의는 대상자의 진정 여부를 확인한 후 내시경을 삽입한다.	
2	간호사와 시술의는 대상자의 산소포화도를 지속적으로 모니터링 한다.	
3	간호사는 내시경영상의 PACS 전송 여부를 확인한다.	
4	간호사는 용종이 발견되면 대상자의 다리에 섭시용 patient-plate를 붙인다.	
5	간호사는 내시경의 흡인 라인에 대상자 정보 라벨을 부착한 trap을 연결한다. **trap을 이용한 조직 회수 방법** ① trap에 연결되어있는 두 개의 라인을 확인한다. ② 두 개의 라인 중 짧은 라인을 내시경의 suction connector와 연결한다. (라인의 hole이 trap의 1번 회수망의 정중앙에 오도록 조정한다) ③ 두 개의 라인 중 더 긴 쪽의 라인을 흡인라인과 연결한다. (trap은 4개의 칸으로 분리되어 번호 '1', '2', '3', '4'로 표시 되어있으며, '0'으로 표시된 부분은 회수망이 없어서 조직이 걸러지지 않는다). ④ 간호사는 조직 절제 후 사용한 snare를 내시경에서 제거한 후 snare tip을 관찰하여 조직이 묻어있는지 확인한다. ⑤ 시술의는 절제된 조직을 확인 후 흡인하여 내시경의 흡인 채널로 조직을 회	

수한다. 흡인한 조직은 trap에 걸러지게 된다.

⑥ 검사의가 조직을 흡인하면 간호사는 trap 안의 조직 회수 유무를 확인하여 시술의에게 알린다.

⑦ 조직의 회수가 확인되면 trap의 다음 번호로 뚜껑을 돌려서 조직이 섞이지 않도록 한다(내시경 suction connector와 연결되는 라인이 번호가 적혀있는 회수망의 정중앙에 위치하도록 돌린다).

trap으로 조직이 회수되지 않은 경우

① 회수된 조직이 trap의 뚜껑에 붙어 있는 경우도 있으므로 trap의 뚜껑을 관찰한다.

② trap에 이물질이 많아 회수된 조직과 구별이 어려울 때에는 trap을 교체한 후, 뚜껑을 열어 관찰한다.

③ suction bottle을 거즈를 이용하여 걸러낸 후 조직 유무를 확인한다.

6 간호사는 injector의 도관의 공기를 제거하기 위하여 Hypertonic saline 용액을 관류시키고, needle on · off가 잘 되는지 확인한다.

7 시술의는 injector를 내시경의 겸자구를 통해 삽입하고, 병변의 점막하에 injector needle을 찌른다.

간호사는 injector를 통해 병변의 점막하에 Hypertonic saline 용액을 주입한다.

8 간호사는 시술의의 지시에 따라 snare를 이용하여 용종을 절제한 후 시술의가 흡인하여 trap에 조직을 회수한다.

9	시술이 끝나면 시술의는 내시경을 제거한다.	
10	대상자 다리에 부착한 접지용 patient-plate를 제거한다.	
11	**조직 정리 순서** ① 시술 후 trap을 분리해 포르말린 통에 검체를 담는다. ② 대상자 정보를 확인하여 포르말린 통에 라벨을 부착한다. **※ 조직 회수 후 수거된 trap은 조직 분실 예방을 위하여 검체 접수 완료 후에 폐기한다.**	

시술 후

순서	내 용	행위 체크
1	사용한 내시경은 bed side 세정을 시행한 후 마른 거즈를 대고 본체에서 분리하여 뚜껑이 있는 오염 전용 이송바구니에 담는다.	
2	대상자의 침상 정리를 하며 낙상 예방을 위하여 난간이 올려져있는지 확인한다.	

3 처방 및 처치를 확인한다.	
4 진정 내시경 시 산소포화도를 지속적으로 모니터링하며 회복실로 이송 후 회복실 담당자에게 환자 상태를 인계한다.	
5 **검사 후 교육** : 「검사 후 안내지」를 이용하여 주의사항을 교육한다. **검사 후 안내지 내용** : 검사 후 나타날 수 있는 증상 및 주의사항, 조직검사 후 주의사항(예시 : 진정내시경 관련, 조직검사 후 출혈, 복부 통증. 식이 등)	

3 하부위장관 점막하 박리술

ESD : Endoscopic Submucosal Dissection

시술 전

순서	내 용	행위 체크
1	내시경 본체에 내시경을 연결한 후 영상 상태, 송기 · 송수 · 흡인 작동 상태를 점검한다. ① **점검사항** : 화이트밸런스, 겸자마개, 흡인 버튼, 송기 · 송수 버튼 장착 여부, 흡인 라인 연결, 의료영상 저 장전송 시스템(PACS) 연결 ② **준비물품** : 일회용 방수 시트, 수용성 젤리, 거즈, 50mL syringe, 기포제거제, 증류수, 효소거즈, 0.7% 효소세정액 ③ **시술 준비물품** : 고주파 전기수술기기(예시 : ERBE), injector, 고주파 전기나이프, 지혈겸자(coagrasper), trap, 접지용 patient-plate, APC probe, Hypertonic saline 용액, 조직구축물품(구축판, 핀, 자), 포르말린, distal attachment(scope 직경 확인), 탄신가스 송기 기기 및 탄산가스 주비물품(탄산가스 전용 송기 · 송수버튼 및 water container, oil spray, 탄산가스 라인 필요) Hypertonic saline 용액(예시) a. Epinephrine 1amp+N · S 100mL+Carmine 0.5mL 혼합 b. Cerol 500mL+Epinephrine 5amp+Carmine 0.5mL 혼합 c. Hyaluronic acid 10mL+Carmine 0.1mL 혼합	
2	검사 침대 위에 일회용 방수 시트를 펴놓는다.	
3	동의서를 확인한다(동의서 : 대상자 정보 · 시술명 · 대상자 서명).	

4 내시경 본체의 모니터 · PACS PC에 대상자의 정보를 입력 한 후, 내시경 영상 확인을 위한 테스트 촬영을 한다.

5 객관적 자료(동의서)를 이용하여 대상자를 확인(개방형질문)한 후 대기실에서 검사실로 이동시킨다.

6 검사실에서 시술의와 간호사는 개방형 질문을 하여 대상자를 확인한다.

7 대상자를 좌측위로 눕힌 후 양쪽 무릎을 굽혀 가슴 부위로 당기도록 한다. 대상자의 사생활 보호를 위하여 검사 부위를 최소한으로 노출시킨다.

8 산소포화도 감시장치를 연결한 후 시술의의 지시에 따라 비강캐뉼라를 이용하여 산소를 공급한다.

9 고주파 전기수술기기를 모드에 맞게 준비하고, 대상자의 다리에 접지용 patient-plate를 부착한다.

Pre cut mode(ERBE VIO300D 모드 예시)

mode	ENDO CUT Q	mode	soft coag
effect	2	effect	7
cut duration	2	max. watts	80
cut interval	2		

Dissection mode(ERBE VIO300D 예시)

mode	ENDO CUT Q	mode	swift coag
effect	2	effect	2
cut duration	2	max. watts	50
cut interval	3		

10 시술의에게 대상자의 성별 · 나이 · 체중을 알린 후 진정제(Midazolam), 진경제(Hyspan) 용량을 처방받아 투약한다.

시술 중

순서	내 용	행위 체크
1	시술의는 대상자의 진정 여부를 확인한 후 내시경을 삽입한다.	
2	간호사와 시술의는 대상자의 산소포화도를 지속적으로 모니터링 하며, 1시간마다 활력 징후를 측정하고, 전신 상태를 파악한다(통증, 이상반응, 혈압 등).	
3	간호사는 내시경 영상의 PACS 전송 여부를 확인한다.	

4 시술과정은 **injection → puncture → pre-cut → dissection** 순으로 진행된다.

① 시술의는 병변에 병변 확인용 용액(예시 : 15mL 0.9% 생리식염수 + carmine 1amp)을 도포한 후 APC probe로 시술부위를 표시한다.
② 간호사는 내시경을 대상자의 다리에서 제거하여 distal attachment를 고정한다.
③ 간호사는 hypertonic saline 용액으로 injector를 관류시킨다.
④ 시술의는 injector를 내시경의 겸자구를 통해 삽입하고, 병변의 점막하에 injector needle을 찌른다.
⑤ 간호사는 injector를 통해 병변의 점막하에 hypertonic saline을 주입 한다.
⑥ 시술의는 고주파 나이프를 삽입하고 pre-cutting을 한다.
⑦ 시술의는 injector를 내시경의 겸자구를 통해 삽입하고 간호사는 점막하에 hypertonic saline을 주입한다.
⑧ 시술의는 고주파 나이프를 이용하여 dissection을 한다.
병변 완전 절제 전까지 ④~⑧번을 반복한다
⑨ 병변 절제 후 시술의는 조직을 회수한다.
⑩ 시술의는 지혈겸자(coagrasper)로 지혈을 시행한다.

5 시술이 끝나면 시술의는 내시경을 제거한다.

6 대상자 다리에 부착된 접지용 patient-plate를 제거한다.

7	**조직구축방법** ① 간호사는 회수된 조직을 구축한다. ② 0.9% 생리식염수로 점막 표면에 붙은 분비물을 조직이 상하지 않게 닦아 낸다. ③ 회수된 조직을 조직 구축판 위에 올려놓는다. ④ 병변을 중심으로 하여 가장자리가 안으로 말리지 않게 핀으로 고정한다. ⑤ 내시경상의 육안으로 보이던 병변과 회수된 조직의 모양이 일치하게 조직을 구축한다. ⑥ 간호사와 시술의는 구축된 조직을 PACS 영상으로 남긴다. ⑦ 구축한 조직이 포르말린에 잠기도록 뒤집어서 통에 넣는다. ⑧ 구축한 조직이 담긴 포르말린에 대상자의 정보를 확인한 후 대상자의 정보라벨을 부착한다.	

시술 후

순서	내 용	행위 체크
1	사용한 내시경은 Bed side 세정을 시행한 후 마른 거즈를 대고 본체에서 분리하여 뚜껑이 있는 오염 전용 이송바구니에 담는다.	
2	대상자의 침상 정리를 하며 낙상 예방을 위하여 난간이 올려져있는지 확인한다.	

3	처방 및 처치를 확인한다.	
4	산소포화도를 지속적으로 모니터링하며 회복실로 이송 후 회복실 담당자에게 환자 상태를 인계한다.	

4 결장 · 직장출혈 지혈술

Endoscopic Hemostasis

시술 전

순서	내 용	행위체크
1	내시경 본체에 내시경을 연결한 후 영상 상태, 송기 · 송수 · 흡인 작동 상태를 점검한다. ① **점검사항** : 화이트밸런스, 겸자마개, 흡인 버튼, 송기 · 송수 버튼 장착 여부, 흡인 라인 연결, 의료영상 저장 전송 시스템(PACS) 연결 ② **준비물품** : 방포, 일회용 방수시트, 수용성 젤리, 거즈, 기포제거제, 증류수, 10mL syringe, 50mL syringe, 효소거즈, 0.7% 효소세정액 ③ **시술물품** : 고주파 전기수술기기(예시 : ERBE), injector, Epinephrine, 0.9% 생리식염수, argon probe, 지혈겸자(coagrasper), 접지용 patient-plate, 클립 장치, 클립	
2	검사 침대 위에 일회용 방수 시트를 펴놓는다.	
3	동의서를 확인한다(동의서 : 대상자 정보 · 시술명 · 대상자 서명).	
4	내시경 본체의 모니터 · PACS PC에 대상자의 정보를 입력 한 후, 내시경 영상 확인을 위한 테스트 촬영을 한다.	
5	객관적 자료(동의서)를 이용하여 대상자를 확인(개방형질문)한 후 대기실에서 검사실로 이동시킨다.	

6	검사실에서 시술의와 간호사는 개방형 질문을 하여 대상자를 확인한다.	
7	대상자를 좌측위로 눕힌 후 양쪽 무릎을 굽혀 가슴 부위로 당기도록 한다. 대상자의 사생활 보호를 위하여 검사 부위를 최소한으로 노출시킨다.	
8	산소포화도 감시장치를 연결한 후 시술의의 지시에 따라 비강캐뉼라를 이용하여 산소를 공급한다.	
9	진정내시경 시 대상자의 성별 · 나이 · 체중을 알린 후 시술의에게 진정제(Midazolam), 진경제(Hyspan)용량을 처방받아 투약한다.	

시술 중

순서	내 용	행위 체크
1	진정제(Midazolam)를 투여한 경우, 시술의는 대상자의 진정 여부를 확인한 후 내시경을 삽입한다.	

2 간호사와 시술의는 대상자의 산소포화도를 지속적으로 모니터링 한다.	
3 간호사는 내시경 영상의 PACS 전송 여부를 확인한다.	
4 출혈 부위 확인 후 시술의가 선택한 지혈 방법에 맞춰 시술을 시행한다.	
Epinephrine Injection	
1 간호사는 Epinephrine 1amp + 0.9% 생리식염수 9mL (1 : 10,000)를 혼합하여 injector 도관을 채운 후 시술의에게 건넨다.	
2 간호사는 injector가 출혈 부위에 도달하면 시술의의 오더에 따라 Epinephrine 혼합 용액을 주입하며 주입하는 용량을 구두로 알린다.	
3 시술이 끝나면 시술의는 내시경을 제거한다.	

클립

1 간호사는 클립 장치의 핸들을 조작하여 내관에 클립을 장착한 후 시술의에게 건넨다.

2 간호사는 클립 장치가 출혈 부위에 도달하면 내관에 장착된 클립을 열어 외관에 고정한다.

3 간호사는 시술의 지시에 따라 일정한 속도로 핸들을 당겨 클립을 잡는다.

4 간호사는 내시경 밖에서 클립 장치 안의 inner를 제거한다.

5 시술이 끝나면 시술의는 내시경을 제거한다.

지혈겸자(coagrasper)

1 **고주파 전기수술기기 준비**
- 접지용 patient-plate 및 액세서리 코드 연결
- 통전을 위한 발판 준비
- 대상자의 다리에 접지용 patient-plate 부착

ERBE VIO300D 예시

mode	soft coag
effect	2
max. watts	40

2 간호사는 고주파 전기수술기기의 모드를 확인한다.

3 간호사는 지혈겸자가 닫힌 상태로 시술의에게 건넨다.

4 간호사는 시술의의 지시에 따라 출혈 부위를 잡는다.
(효과적인 지혈을 위해 시술 중간 지혈겸자에 묻은 이물을 제거한다)

5 시술이 끝나면 시술의는 내시경을 제거한다.

6 대상자의 다리에 부착된 접지용 patient-plate를 제거한다.

Argon Plasma Coagulation

1 **고주파 전기수술기기 준비**
- 접지용 patient-plate 및 액세서리 코드 연결

- 통전을 위한 발판 준비
- 대상자의 다리에 접지용 patient-plate 부착

ERBE APC2 모드 예시

mode	pulsed APC
flow	0.5
effect	1
max. watts	25

2 간호사는 고주파 전기수술기기 모드를 확인한다.

3 간호사는 출혈 위치 확인 후 50mL syringe로 air를 분사하여 겸자구의 물기를 제거한다.

4 간호사는 시술의에게 APC probe를 건넨다.

5 시술의는 probe가 출혈 부위에 도달하면 지혈한다.
(효과적인 지혈을 위해 시술 중간 argon probe 분사구에 묻은 이물을 제거한다)

6 시술이 끝나면 시술의는 내시경을 제거한다.

7	대상자의 다리에 부착된 접지용 patient-plate를 제거한다.	

시술 후

순서	내　　용	행위체크
1	사용한 내시경은 bed side 세정을 시행한 후 마른 거즈를 대고 본체에서 분리하여 뚜껑이 있는 오염 전용 이송바구니에 담는다.	
2	대상자의 침상 정리를 하며 낙상예방을 위하여 난간이 올려져 있는지 확인한다.	
3	처방 및 처치를 확인한다.	
4	산소포화도를 지속적으로 모니터링하며 회복실로 이송 후 회복실 담당자에게 환자 상태를 인계한다.	

5 하부위장관 협착 확장술

STENT Insertion

시술 전

순서	내 용	행위 체크
1	내시경 본체에 내시경을 연결한 후 영상 상태, 송기 · 송수 · 흡인 작동 상태를 점검한다. ① **점검사항** : 화이트밸런스, 겸자마개, 흡인 버튼, 송기 · 송수 버튼 장착 여부, 흡인 라인 연결, 의료영상 저장 전송 시스템(PACS) 연결 ② **준비물품** : 일회용 방수 시트, 수용성 젤리, 거즈, 50mL syringe, 기포제거제, 증류수, 효소거즈, 0.7% 효소세정액 ③ **시술물품** : 인공도관(스텐트), 도관, 유도선(guide wire), 조영제(0.9% 생리식염수와 1:1 혼합), 탄산가스 송기 기기 및 탄산가스 준비물품(탄산가스 전용 송기 · 송수 버튼 및 water container, oil spray, 탄산가스 라인 필요)	
2	검사 침대 위에 일회용 방수 시트를 펴놓는다.	
3	동의서를 확인한다(동의서 : 대상자 정보 · 시술명 · 대상자 서명).	
4	내시경 본체의 모니터 · PACS PC에 대상자의 정보를 입력 한 후, 내시경 영상 확인을 위한 테스트 촬영을 한다.	

5 객관적 자료(동의서)를 이용하여 대상자 확인(개방형 질문)을 한 후 대기실에서 검사실로 이동시킨다.	
6 검사실에서 시술의와 간호사는 개방형 질문을 하여 대상자를 확인한다.	
7 대상자를 좌측위로 눕힌 후 양쪽 무릎을 굽혀 가슴 부위로 당기도록 한다. 대상자의 사생활 보호를 위하여 검사 부위를 최소한으로 노출시킨다.	
8 산소포화도 감시장치를 연결한 후 시술의의 지시에 따라 비강캐뉼라를 이용하여 산소를 공급한다.	
9 필요시 시술의에게 대상자의 성별 · 나이 · 체중을 알린 후 진정제(Midazolam), 진경제(Hyspan) 용량을 처방받아 투약한다.	

시술 중

순서	내 용	행위 체크
1	진정내시경 시 시술의는 대상자의 진정 여부를 확인한 후 내시경을 삽입한다.	
2	간호사와 시술의는 대상자의 산소포화도를 지속적으로 모니터링하며 합병증을 관찰한다.	
3	간호사는 내시경 영상의 PACS 전송 여부를 확인한다.	
4	간호사는 내시경이 협착부위에 도달하면 도관을 이용하여 유도선을 협착 부위에 통과시킨다.	
5	시술의는 조영제를 도관을 통하여 관류시키고, 협착 부위의 proximal part 및 협착 부위 길이를 예측하고 스텐트 길이를 결정한다.	
6	간호사는 유도선만 남기고 도관을 제거한다.	
7	간호사는 사용할 스텐트의 hub에 0.9% 생리식염수를 관류시킨다.	

8 시술의는 유도선을 따라 배액관의 선단이 협착부위보다 상방에 위치할 수 있도록 밀어 넣는다. 이때 간호사는 삽입되는 배액관 길이만큼 유도선을 제거한다.	
9 간호사와 시술의는 내시경 영상과 투시 영상을 확인하면서 proximal maker(yellow marker)를 확인하고, yellow marker가 움직이지 않도록 고정하며 간호사는 배액관을 감싸고 있는 Sheath를 뒤로 잡아당겨 금속배액관을 방출시킨다.	
10 시술의는 스텐트가 협착 부위에 위치되었는지 투시 영상을 확인한다.	
11 시술이 끝나면 시술의는 내시경을 제거한다.	

시술 후

순서	내 용	행위 체크
1	사용한 내시경은 bed side 세정을 시행한 후 마른 거즈를 대고 본체에서 분리하여 뚜껑이 있는 오염 전용 이송바구니에 담는다.	
2	대상자의 침상 정리를 하며 낙상예방을 위하여 난간이 올려져 있는지 확인한다.	
3	처방 및 처치를 확인한다.	
4	산소포화도를 지속적으로 모니터링하며 회복실로 이송 후 회복실 담당자에게 환자 상태를 인계한다.	

6 하부위장관 풍선 확장술

Balloon Dilatation

시술 전

순서	내용	행위 체크
1	내시경 본체에 내시경을 연결한 후 영상 상태, 송기 · 송수 · 흡인 작동 상태를 점검한다 ① **점검사항** : 화이트밸런스, 겸자마개, 흡인 버튼, 송기 · 송수 버튼 장착 여부, 흡인라인 연결, 의료영상 저장 전송 시스템(PACS) 연결 ② **준비물품** : 일회용 방수 시트, 수용성 젤리, 거즈, 기포제거제, 증류수, 50mL syringe, 효소거즈, 0.7% 효소세정액 ③ **시술 물품** : 풍선 확장도관(CRE balloon), 풍선 확장용 기구(balloon dilatation gun), 풍선 확장용 눈금 syringe(gauge syringe), 유도도관(catheter), 조영제(0.9% 생리식염수 + 조영제 1:1 혼합), 유도선(guide wire), 탄산가스 송기 기기 및 탄산가스 준비물품(button, water container, oil, 탄산가스 라인 필요)	
2	검사 침대 위에 방포와 일회용 방수 시트를 펴놓는다.	
3	동의서를 확인한다(동의서 : 대상자 정보 · 시술명 · 대상자 서명).	
4	내시경 본체의 모니터 · PACS PC에 대상자의 정보를 입력 한 후, 내시경 영상 확인을 위한 테스트 촬영을 한다.	

5 객관적 자료(동의서)를 이용하여 대상자를 확인(개방형 질문)한 후 대기실에서 검사실로 이동시킨다.	
6 검사실에서 시술의와 간호사는 개방형 질문을 하여 대상자를 확인한다.	
7 대상자를 좌측위로 눕힌 후 양쪽 무릎을 굽혀 가슴 부위로 당기도록 한다. 대상자의 사생활 보호를 위하여 검사 부위를 최소한으로 노출시킨다.	
8 산소포화도 감시장치를 연결한 후 시술의의 지시에 따라 비강캐뉼라를 이용하여 산소를 공급한다.	
9 시술의에게 대상자의 성별 · 나이 · 체중을 알린 후 진정제(Midazolam), 진경제(hyspan) 용량을 처방받아 투약한다.	

시술 중

순서	내 용	행위 체크
1	시술의는 대상자의 진정 여부를 확인한 후 내시경을 삽입한다.	
2	간호사와 시술의는 대상자의 산소포화도를 지속적으로 모니터링 한다.	
3	간호사는 내시경 영상의 PACS 전송 여부를 확인한다.	
4	간호사는 내시경이 협착 부위에 도달하면 겸자구를 통해 유도도관을 삽입하고, 유도도관 안으로 유도선을 넣어 협착 부위를 통과시킨다.	
5	간호사는 유도선만 남기고 유도도관을 제거한다.	
6	간호사는 풍선 확장도관의 손상여부 확인 및 완전한 deflation을 위하여 0.9% 생리식염수를 주입하여 확인한 후 제거한다.	
7	간호사는 겸자구의 유도선을 따라 풍선 확장도관을 협착 부위에 위치시킨다.	

8	간호사는 준비된 조영제 용액으로 채워진 풍선 확장용 눈금 syringe를 풍선확장도관과 연결한다.	
9	간호사는 시술의의 지시에 따라 협착 부위를 확장시키기 위하여 풍선 확장도관의 용적에 맞는 압력을 일정 시간 inflation, deflation을 반복한다. ※ inflation과 deflation의 시간은 대상자의 상황에 따라 시술의가 결정한다.	
10	간호사는 deflation한 풍선 확장도관과 유도선을 겸자구에서 제거한다.	
11	시술이 끝나면 시술의는 내시경을 제거한다.	

시술 후

순서	내 용	행위 체크
1	사용한 내시경은 bed side 세정을 시행한 후 마른 거즈를 대고 본체에서 분리하여 뚜껑이 있는 오염 전용 이송바구니에 담는다.	
2	대상자의 침상 정리를 하며 낙상 예방을 위하여 난간이 올려져있는지 확인한다.	
3	처방 및 처치를 확인한다.	
4	산소포화도를 지속적으로 모니터링하며 회복실로 이송 후 회복실 담당자에게 환자 상태를 인계한다.	

7 하부위장관 이물 제거술

Removal of Foreign Body

시술 전

순서	내 용	행위 체크
1	내시경 본체에 내시경을 연결한 후 영상 상태, 송기 · 송수 · 흡인 작동 상태를 점검한다. ① **점검사항** : 화이트밸런스, 겸자마개, 흡인 버튼, 송기 · 송수 버튼 장착 여부, 흡인 라인 연결, 의료영상 저장 전송 시스템(PACS) 연결 ② **준비물품** : 일회용 방수 시트, 수용성 젤리, 거즈, 기포제거제, 증류수, 50mL syringe, 효소거즈, 0.7% 효소세정액 ③ **시술물품** : 이물질 제거용 겸자, 이물 제거용 바스켓	
2	검사 침대 위에 일회용 방수 시트를 펴놓는다.	
3	동의서를 확인한다(동의서 : 대상자 정보 · 시술명 · 대상자 서명).	
4	내시경 본체의 모니터 · PACS PC에 대상자의 정보를 입력 한 후, 내시경 영상 확인을 위하여 테스트 촬영을 한다.	
5	객관적 자료(동의서)를 이용하여 대상자 확인(개방형 질문)한 후 대기실에서 검사실로 이동시킨다.	

6 검사실에서 시술의와 간호사는 개방형 질문을 하여 대상자를 확인한다.	
7 대상자를 좌측위로 눕힌 후 양쪽 무릎을 굽혀 가슴 부위로 당기도록 한다. 대상자의 사생활 보호를 위하여 검사 부위를 최소한으로 노출시킨다.	
8 산소포화도 감시장치를 연결한 후 시술의의 지시에 따라 비강캐뉼라를 이용하여 산소를 공급한다.	
9 진정내시경 시 시술의에게 대상자의 성별 · 나이 · 체중을 알린 후 진정제(Midazolam), 진경제(Hyspan) 용량을 처방받아 투약한다.	

시술 중

순서	내 용	행위 체크
1	진정내시경 시 시술의는 대상자의 진정 여부를 확인한 후 내시경을 삽입한다.	
2	간호사와 시술의는 대상자의 산소포화도를 지속적으로 모니터링 한다.	
3	간호사는 내시경영상의 PACS 전송 여부를 확인한다.	
4	시술의는 이물을 확인한 후 액세서리(이물질 제거용 겸자 또는 이물 제거용 바스켓)를 겸자구를 통해 삽입한다.	
5	간호사는 액세서리의 핸들을 조작하여 이물을 잡고, 내시경과 함께 꺼낸다.	

시술 후

순서	내 용	행위 체크
1	사용한 내시경은 bed side 세정을 시행한 후 마른 거즈를 대고 본체에서 분리하여 뚜껑이 있는 오염 전용 이송 바구니에 담는다.	
2	대상자의 침상 정리를 하며 낙상 예방을 위하여 난간이 올려져있는지 확인한다.	
3	처방 및 처치를 확인한다.	
4	산소포화도를 지속적으로 모니터링하며 회복실로 이송 후 회복실 담당자에게 환자 상태를 인계한다.	

내시경 간호업무표준

1판 1쇄 인쇄 2016년 1월 7일
1판 1쇄 발행 2016년 1월 13일

편저자 국립암센터 내시경실
펴낸이 이 강 현
펴낸곳 국립암센터 NATIONAL CANCER CENTER
등록일자 2000년 7월 15일
등록번호 일산 제116호
주소 경기도 고양시 일산동구 일산로 323번지
출판 031) 920-1818
관리 031) 920-1375
팩스 031) 920-1959

대표전화 15888-110
국가암정보센터 1577-8899
진료예약 031) 920-1000
암예방검진센터 031) 920-1212
홈페이지 http://www.ncc.re.kr

ISBN 978-89-92864-33-6
잘못된 책은 구입하신 곳에서 바꿔드립니다.